说明白讲清楚中医药疗效

——中西医领域大家谈

陆静　侯卫伟　主编

《中国中医药报》社　中国中医药出版社　组织编写

U0194310

全国百佳图书出版单位
中国中医药出版社
·北京·

图书在版编目（CIP）数据

说明白讲清楚中医药疗效：中西医领域大家谈 /
《中国中医药报》社，中国中医药出版社组织编写；陆静，
侯卫伟主编 . -- 北京：中国中医药出版社，2024. 11
ISBN 978-7-5132-9057-9

Ⅰ . R2-49

中国国家版本馆 CIP 数据核字第 2024RZ3737 号

中国中医药出版社出版

北京经济技术开发区科创十三街 31 号院二区 8 号楼
邮政编码　100176
传真　010-64405721
唐山市润丰印务有限公司印刷
各地新华书店经销

开本 710×1000　1/16　印张 10.5　字数 117 千字
2024 年 11 月第 1 版　2024 年 11 月第 1 次印刷
书号　ISBN 978-7-5132-9057-9

定价　49.80 元
网址　www.cptcm.com

服 务 热 线　010-64405510
购 书 热 线　010-89535836
维 权 打 假　010-64405753

微信服务号　zgzyycbs
微商城网址　https://kdt.im/LIdUGr
官 方 微 博　http://e.weibo.com/cptcm
天猫旗舰店网址　https://zgzyycbs.tmall.com

如有印装质量问题请与本社出版部联系（010-64405510）

前　言

　　疗效是中医药永葆生命力的根本所在。但在自然科学话语体系已成为当下很多人思想背景的情形下，中医药疗效如何说明白、讲清楚成了问题，以至社会上有"中医药有效但说不明白"的说法。

　　2020 年至今，习近平总书记在多个场合谈及中医药振兴发展时，针对上述问题反复强调，"既用好现代评价手段，也要充分尊重几千年的经验，说明白、讲清楚中医药的疗效""要做好守正创新、传承发展工作，积极推进中医药科研和创新，注重用现代科学解读中医药学原理，推动传统中医药和现代科学相结合、相促进，推动中西医药相互补充、协调发展""要科学总结和评估中西药在治疗新冠肺炎方面的效果，用科学的方法说明中药在治疗新冠肺炎中的疗效"等。

　　可以说，"说明白、讲清楚中医药疗效"既是中医药自身传承创新发展的需要，也是国内中西医同行互相交流学习、优势互补的需要，还是中国医学界与国际医学界对话和互鉴的需要，意义重大。

　　为深入贯彻落实习近平总书记上述指示精神，《中国中医药报》社策划开设了"说明白讲清楚中医药疗效·大家谈"专栏，自 2021 年 12 月至 2022 年 10 月，历时近一年，广泛联系 15 位中西医药领域有代表性和影响力的大家，组织记者力量先后采访了刘保延、张伯礼、刘昌孝、张其成、韩济生、王琦、余曙光、朱兵、黄煌、仝小林、汤钊猷、刘长林、唐旭东、祝世讷、张忠德，生动讲述他们对"说明白、讲清楚中医药的疗效"的理解和认识，并介绍相关的成功典型案例。

明确"说明白、讲清楚中医药疗效"的意义和难点，找到"说明白、讲清楚中医药疗效"的思路和方法，为同行提供中医药科研创新的启示，凝聚中医行业同仁的共识，为做好中医药传承创新发展工作贡献力量，是我们策划这本书的初衷。

本书以上述报道为基础，由《中国中医药报》社和中国中医药出版社共同策划出版。在此过程中，我们得到各方面大力支持。受访专家高度重视、倾力支持。由于时间紧迫，书中疏误之处，敬请广大读者提出宝贵意见和建议，也期望更多人关注中医药、研究中医药，共同为中医药传承创新发展建言献策。

《中国中医药报》社

2024 年 10 月

目 录

"说明白、讲清楚中医药的疗效"是中医药走向世界的前提。我们迫切需要科学客观地认识与评价中医药的临床疗效。

让中医站到世界医学舞台中央

记者　徐婧

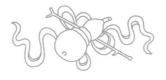

刘保延

中国中医科学院首席研究员，世界针灸学会联合会主席，中国针灸学会会长，世界卫生组织传统医学顾问。

一直以来，"疗效"都是评价中医药优势的重要标准。为什么要特别强调"说明白、讲清楚中医药的疗效"？如何"说明白、讲清楚中医药的疗效"？就这些话题，记者专访了世界针灸学会联合会主席、中国针灸学会会长刘保延。

说明白讲清楚是中医药走向世界的前提

记者：怎么理解"说明白、讲清楚中医药的疗效"？

刘保延：要理解"说明白、讲清楚中医药的疗效"，首先要明确第一个关键词"疗效"，即整体治疗效应（果），就是通过治疗活动，让诊疗对象的生命得以延长，身心收获愉悦，生活质量得到提高，包括身体功能、心理素质、社会适应性乃至道德思想的改善和提高。判定疗效需把握两个要素：一是诊治对象的生命能否得以延长，二是主体生命的质量是否得到提高。临床疗效是评价中医优势的金标准，也是中医延续几千年而不衰的根本所在。

另一个关键词就是"说明白、讲清楚"，顾名思义，就是要用现代人听得懂的语言，告诉学界与广大民众，中医药"是什么"和"为什么"。中医药在疾病治疗、康复、养生保健、治未病方面有什么样的效果，有多大的效果，这些效果相对于常规治疗及其他疗法的优势是什么，哪些人、哪种状况下使用中医药最合适，中医药干预净效应（效力）如何，是否会给患者造成伤害，伤害如何避免，以及中医药效果是如何产生的，影响的因素有哪些，如何能更有效等。

总之，就是要说明白具有数千年历史积淀的中医药这一健康医学的临床价值是什么，在维护全人群、全生命周期健康中的作用和优势是什么，并尽可能用科学研究数据说清楚为什么会有这样的作用和优势。

记者：为什么要"说明白、讲清楚中医药的疗效"？

刘保延："说明白、讲清楚中医药的疗效"是"传承精华、守正创新"的必然要求。中医药学早在东汉时期（从张仲景起）就开创了辨证论治的诊疗模式，延续发展到今天，辨证论治仍然是临床的主体方法。辨证论治是"以疗效为导向"的诊疗模式，在每一位患者的诊疗中，根据患者治疗的反馈，来调整诊疗方案，最终达到治疗目的。它包含了"以病人为中心""医患互动""反馈调整""个体化医疗"，以及从"关联到因果"等许多现代医学及系统科学、数据科学领域前沿的理念与方法，其"先进性"可见一斑！与现代医学提倡的个体化医疗、精准医疗及"4P 医学"（指医学的预见性、预防性、个体化和参与性）等理念一脉相承。但从群体层次讲明白、说清楚中医药的疗效"是什么""为什么"一直是中医药的短板。20世纪70～90年代，临床流行病学与循证医学兴起后，学术界及普通民众认同的疗效评价方法从以往的"感觉疗效"向"有证据的疗效"快速转变，用真实可靠的数据和证据说明白群体层次的中医药效果，已经成为大家选择应用中医药的重要依据。尤其是随着互联网、移动终端的快速发展，在取得临床效果的同时，了解"为什么有效""谁更有效"等已经成为常态。如果我们只停留在治好每个患者的阶段，或者停留在个案、低质量临床研究的层次，就远远满足不了民众的需求，"说明白、讲清楚中医药的疗效"已经成为关乎中医药振兴发展的关键问题。在健康中国建设中，中西医优势互补是必由之路。优势是比较产生的，说明白、讲清楚各自疗效的特点、优势和不足，才可能实现互补而使疗效最大化，让患者受益更多。

"说明白、讲清楚中医药的疗效"也是中医药走向世界的前提。当前，世界医学知识与实践的主流模式是以科学证据为核心的循证医学模式，临床证据是评价医学治疗措施有效性、安全性的主要依据，也是国家卫生健康政策的重要参考内容之一。中医药虽然逐渐受到世界认可，但"走出去"面临临床有效性和安全性证据欠缺等障碍。我们迫切需要科学客观地认识与评价中医药的临床疗效。就比如，很多中医的方子非常有效，但不能用科学证据说明"为什么"，患者通过治疗感到症状缓解，但相关的指标却体现不出来。那么我们在向世界推广中医药的时候，就会遇到"说不明白、讲不清楚"的窘境。

在抗击新型冠状病毒感染疫情的过程中，我们从古代典籍中挖掘精华，筛选出的"三药三方"，为世界贡献"中国方案"。中医药在世界舞台上的认可度不断提高，更加需要科学的研究方法将中医药推向全球。可见，"说明白、讲清楚中医药的疗效"是中医药参与人类卫生健康共同体建设的重要媒介。

三方面入手说明白讲清楚

记者：如何"说明白、讲清楚中医药的疗效"？

刘保延：我认为可以从以下三个方面入手。第一个方面，说明白、讲清楚中医药的临床意义，也就是中医药解决了什么样的临床问题，给患者带来了哪些益处。这可以从具体的干预方法入手，针对一个具体的病症，用科学的数据、高质量的证据说明白、讲清楚其临床效果、适应范围、使用时机等。比如为什么青蒿素能够治疗疟疾？为什么针灸能够缓解慢性难治性功能性便秘？为什么针灸能够缓解癌痛？为什么"三药三方"能够改善新型冠状病毒感染患者的症状？近些年来，在中医针灸领域，已经产生了一批被国内外学术界认可的高质量证据支撑的临床研究成果，可以成为首批说明白、讲清楚的素材。这也需要众多的临床专家、科学家化身科普专家，用大众能够听懂的语言将自己的研究成果讲出来。

第二个方面，说明白、讲清楚中医药的疗效，需要高质量的研究数据和证据。首先要解决中医药临床研究的方法、体系问题。临床评价体系是一个跨学科的"公平秤"，不应有中医西医之分。但目前的评价方法仍然面临"个体化诊疗""复杂干预"，以及在临床实际过程中评价疗效的挑战。近些年来，中医药与多学科结合，将中医针灸的特点与国际通行的临床研究原理、方法相结合，初步形成了被学术界认可、可以真实可靠地评价和展示中医针灸疗效的评价体系，临床评价领域许多新方法、新技术的出现也为个体化诊疗模式的群体层次疗效评价提供了有力支撑。尤其是随着大数据、云计算、互联网等现代信息技术的快速发展，应运而生的"真实世界临床研究范式""阶梯递进的临床研究模式"及"两发并举的研究策略"等，为中医药利用临床实际数据来说明白、讲清楚中医药疗效奠定了坚实基础。中医药数据科学的建设已经起步，也必将逐步成为中医药现代化的核心，但是要注意，在说明白、讲清楚中医药疗效的过程中，利用好"数据"这种现代化的国际语言，通过"数据"让全球都能够更好地理解中医药疗效，必须要发挥中医药以疗效为导向、临床科研一体化的辨证论治特点，以"结局管理"即"疗效管理"为抓手，充分利用医院以电子病历为核心的信息系统，通过疗效管理，不断优化诊疗方案，提升临床效果，形成高质量的真实世界临床数据和证据。同时要建设好"国家中医药数据中心与省级中医药数据中心"，下好中医药数据科学这盘棋。

第三个方面，说明白、讲清楚中医药的疗效，更难但非常重要的一点，是要用科学方法说明白、讲清楚中医药的效应机制。近些年来，围绕中医药重大科学问题及重大疾病，已经开展了许多卓有成效的基础研究工作，在说明白、讲清楚中医药疗效中，做好基础研究成果的转化工作尤为重要。将已有的研究成果与中医临床干预的效应相结合，形成中医药疗效证据链，需要多学科的结合。中医药治疗是一种复杂干预的个体诊疗模式，要利用好我国丰富的医疗资源，吸纳国内外一流的研究团队，利用大科学研究的模式，围绕临床问题，在做好顶层设计的基础上，有序开展严谨科学的系列研究，形成高级别证据链条，从根本上回答中医药"为什么"有效的问题。

新科研范式推动国际医学界认可针灸

记者：您可以以针灸国际化为例，简单谈谈"说明白、讲清楚中医药的疗效"对中医药国际化的意义吗？

刘保延：第72届世界卫生大会审议通过了《国际疾病分类第十一次修订本》，首次将起源于中医药的传统医学纳入其中。这是中国政府和中医专家历经10余年努力取得的宝贵成果，体现了世卫组织对中医药疗效的初步认可。

未来，中医药国际化任重道远。以针灸国际化为例，1975～2016年，国际顶级医学期刊发表的 24 篇针灸临床科研论文中，没有一篇出自中国学者之手，且其中多篇研究结果为阴性，一些批评者据此认为针灸不过是"安慰剂"。这并不是因为针灸没有疗效，而是这些研究在方法学上没有很好地考虑针灸本身的特点。造成这种结果的原因，是中西方文化冲突造成的科研思维差异。

为了融通中外，进一步规范针灸临床研究，由中国针灸学会牵头，从科学假说、设计方法、病种选择、穴位方案等 15 种临床评价核心要素入手，改良创新科研方法，制定了国内外首个《针灸临床研究管理规范》，指导了全国数十项针灸临床研究项目的开展。

2016 年以后，随着证明针灸"效果显著"的科研论文屡屡登上国际顶级医学期刊，针灸的临床价值越来越得到国际社会的认可。2017年 6 月，《美国医学会杂志》刊文，证实电针治疗女性压力性尿失禁效果显著。2020 年 3 月，《英国医学期刊》刊文，指出针刺治疗偏头痛效果显著。2016 ～ 2021 年，《内科学年鉴》多次刊文，证明针刺治疗慢性便秘、慢性前列腺炎、慢性盆底痛综合征、食道窘迫综合征等效果显著。

一直以来，中国针灸界努力将针灸学科特点与临床研究的国际通行规则有机结合，以国际公认的高质量证据推动针灸进一步走向世界。随着新的科研范式下的研究不断深入，更多证明针灸有确切疗效的高质量科研成果涌现出来，为针灸进一步走向世界铺平道路。

针灸的国际化是中医药国际化的一个缩影，中医药要想走向世界，站到世界医学舞台的中央，需要"说明白、讲清楚中医药的疗效"，为构建人类卫生健康共同体贡献力量。

2021 年 12 月 24 日

用现代科学说明白、讲清楚中医药在与新型冠状病毒感染"对战"中的疗效机制，让中医药的独特价值在世界范围内得到认可。

用现代科学解读"抗疫良方"

记者　徐婧

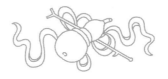

张伯礼　　　"人民英雄"国家荣誉称号获得者，中国工程院院士，国医大师，天津中医药大学名誉校长，中国中医科学院名誉院长。

新型冠状病毒感染疫情发生以来，以张伯礼为代表的中医人在抗疫中深度参与诊疗全程，为形成抗疫"中国方案"贡献了智慧和汗水。随着全球疫情发展，中医药的独特优势也受到国际社会的关注与重视。中医药为什么能治疗新型冠状病毒感染？现有的基础和临床研究证据如何解释中医药是否有效？为什么有效？

就这些问题，记者专访了张伯礼。

用现代科学解读中医药对战新型冠状病毒感染的机制

记者：在抗击新型冠状病毒感染疫情中，中医药的疗效有目共睹。如何用现代科学解读中医药与新型冠状病毒感染"对战"的疗效机制？

张伯礼：中医和西医的理论体系不同，对病因病机的认识也有差异，但治疗的同是患者，目标都是解决病痛。根据新型冠状病毒感染的病因病机，采用中医药综合疗法，反映在疗效上是患者症状缓解、住院时间缩短；反映在核心指标上是减少了重症、减少了死亡。采用循证医学 Meta 分析方法（将多个研究结果整合在一起的统计方法，也译作元分析或者荟萃分析），对已经完成的中医药治疗新型冠状病毒感染的临床案例进行系统评价，均证明以"三药三方"为代表的中医药治疗具有显著的临床疗效。

从现代科学层面讲机制，简单说就是，中医药改变了病毒与人体相互作用的过程，也就是起到了"扶正祛邪"的作用。"扶正"指通过调节机体免疫功能，使其更好地抑制和消灭病毒，保护组织脏器，减轻伤害；"祛邪"包括中药成分直接抑制病毒、控制炎症因子，避免免疫过度激活而致炎性风暴等。不同的中药组方作用相似，但又有各自的特点。我们团队在中国自然科学核心期刊、中文核心期刊《药学学报》上发表了文章，系统阐述了中医药在治疗新型冠状病毒感染的不同阶段的作用机理。新型冠状病毒要感染人体，从细胞层面通俗地讲就是刺突蛋白（Spike）先钩住了"门把手"——人体细胞表面的 ACE2 蛋白分子，对人体发起进攻。在病毒的入侵和复制阶段，中药能通过抑制病毒刺突蛋白和人体细胞表面的 ACE2 蛋白分子相互作用，阻断病毒在机体细胞的入侵和复制；在疾病发展阶段，中药能调节单核细胞、巨噬细胞、树突状细胞（都是机体防御系统的重要组成部分），以及 $CD4^+T$ 和 $CD8^+T$ 细胞（人体免疫反应的核心细胞）等免疫和炎症相关的细胞分泌的炎症因子，维持机体炎症和免疫平衡；对于重症病人，中药能通过调节白细胞介素 -6（一种多效细胞因子，通过调节免疫和炎症反应在宿主防御中发挥重要作用）、C 反应蛋白（炎症和组织损伤的非特异性标志物）、D- 二聚体（反映纤维蛋白溶解功能，它的质量浓度对血栓性疾病的诊断、疗效评估和预后判断具有重要的意义）、降钙素原（一种蛋白质，当严重细菌、真菌、寄生虫感染及脓毒症和多脏器功能衰竭时，其在血浆中的水平升高）等，改善内皮细胞损伤，抑制炎症风暴和微血栓等多因素的串扰，防止急性呼吸窘迫综合征和多器官损伤。

我的团队研制的中药新药宣肺败毒颗粒是"三方"之一，是基于古代经方、临床经验和现代技术形成的药物。湖北省中西医结合医院、武汉市中医医院，以及方舱医院、隔离点的近1000 例临床病例观察证明，该药可显著减少新型冠状病毒感染转重率，减轻肺部炎症，缩短核酸转阴和住院时间，在改善新型冠状病毒感染患者咳嗽、气短、乏力症状方面，效果非常显著；在生化指标方面，能降低 C 反应蛋白，提高淋巴细胞计数。一年多来，针对宣肺败毒颗粒的机制研究越来越深入，分子生物学研究也证明，该药在调节固有免疫和细胞免疫活性方面效果显著。该药的药效物质研究也在深化，方中虎杖的有效组分对新型冠状病毒有较强的抑制作用，马鞭草的有效组分对肺小支气道有明显抗炎作用，可阻止形成包裹沉寂病毒的痰栓，有效避免患者"复阳"。

记者：为什么要用现代科学说明白、讲清楚中医药治疗新型冠状病毒感染的疗效？

张伯礼：中医药的特点是注重宏观，整体把握疾病发展，采用复方进行干预。究竟是什么物质起效？怎么起效？这是一个"黑箱"。"说明白、讲清楚"就是要打开这个"黑箱"，不仅要证明中医药临床有效，还要知道为什么有效，因为我们要知其然，还要知其所以然，根本目标是优化出临床疗效更好、质量更优、针对性更强的治疗药物或治疗方案，有利于中医药的价值在更大范围内得到认可，更好得到世界科学界的认可。

可以看到，在中医药全过程介入新型冠状病毒感染的疫情防控中，循证医学发挥了重要作用，这在临床优势评价、诊疗方案优化和新药研制过程中都得到了体现。药物化学、病毒学、免疫学、药理学、信息科学等多学科技术在中医药作用机制研究中得到广泛应用，加速了对中医药科学内涵的现代化认识。

用世界公认的方法和科学研究证据阐明中医药的临床疗效，是实现中医药守正创新发展的必经之路。

原创思维结合现代科技产出原创成果

记者：用现代科学解读中医药，这与中医药本身的特色矛盾吗？

张伯礼：谈到中医，大家会先想到它很古老。中医确实古老，但它的很多理念并不落后。现代医学的系统科学、精准医疗、预防医学、组合药物等，虽然提法与中医药不同，但理念是趋同的。

中医药并不是一成不变的，它的核心内容、理论基础、哲学思想相对恒定，它的理法方药、具体看病的技术却每天都在变化，一个病证，历代可能都有不同的认识和治法方药，证候变了，治法方药也会变化。这些变化成为推动中医药发展的内生动力，也是中医药学术常青的根本原因。

可以说，中医药传承发展的过程，就是中医药不断吸收不同时代科技成果"为我所用"与时俱进的发展过程。所以说，用现代科学解读中医药，这与中医药本身的特色非但不矛盾，还是推动中医药学术进步的重要原因。

中医药的理论很宏观，很多都是哲学层面的，但它的实践又是具体的，基于方剂配伍理论形成了很多中药组方。中药与西药最大的区别是物质的特点不同，西药多为单个化合物，其结构、毒性和活性都比较清楚，作用靶点也比较清楚；相反，中药的成分非常复杂，由成百上千个化合物组成，具有多靶点、多途径的特点。这是中药研究的难点，也是中药的优势。因此，用传统研究化学药的模式研究中药显然不合适，也不能胜任。但现在系统生物学、网络药理学等的兴起和发展，给打开中医药"黑箱"提供了可用的方法和路径。

推动中医药守正创新，在技术层次上必须大胆借鉴，引进现代的科学技术为我所用。我多年前就讲，将中医药学的原创思维与现代科技结合，就能产生原创性成果。屠呦呦从《肘后备急方》中受到启发，带领团队研发出强有力的抗疟药物，在全球特别是发展中国家挽救了数百万人的生命，获得了2015年诺贝尔生理学或医学奖，这是用现代科技发掘中医药伟大宝库的成功范例，也是中医药守正创新的生动实践。近几十年来，这样的案例越来越多，今后中医药发展更要面向国家需求，面向临床问题，面向生产实践，依靠创新驱动，把中医药伟大宝库"继承好、发展好、利用好"，为健康中国建设做出新的贡献。

提升中医药国际影响力之路任重道远

记者：用科学解读中医药疗效，对提升中医药国际影响力有何影响？

张伯礼：在中国乃至世界卫生健康体系中，流传数千年的中医药文化瑰宝熠熠闪光。高质量的疗效证据，是中医药事业发展和开启国际化进程的必备条件。

提升中医药的国际竞争力，首先要拿出高级别的疗效证据。目前虽然已有不少临床研究证据，但证据的质量还有待提高，需要进一步加强高质量临床研究。其次，实现标准化、数据化。中医"问诊切脉开药汤"的模式需要传承，但也需要与时俱进，提高服务效率和水平，让"望闻问切"有可靠的现代科技支撑，让"理法方药"能有科学数据来验证。再次，加强文化交流。中西方文化存在较大差异，中医药"走出去"的关键是中医药文化与思维的认同，我们需要用现代语言讲好中医故事，让世界人民理解和认可。最后，提高中药的品质。随着中药产业的发展，对药材资源的需求会越来越大，因此在中药规范化栽培、无公害标准、批次间一致性等方面，要加大研究力度。此外，必须加强政府间合作，为中医药走向国际营造良好的政策环境，打破政策壁垒，扩大中医药服务和产品的国际市场准入。

总之，中医药要以疗效为根本，以科技为支撑，以标准为引领，"走出去"亟待解决的关键问题是提供过硬的疗效证据，这是中医药走向国际舞台的基本要求，也是"内功"。

我相信，虽然任重而道远，但世界需要中医药，中医药一定能够为解决世界医学难题做出更多贡献。

2021 年 12 月 30 日

冲破中西方文化壁垒，使中药能被国际医学界理解和接受，科技赋能是一条重要路径。

借现代科学之力
打开中药"黑箱"

记者　张梦雪

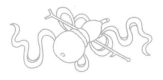

刘昌孝　　　中国工程院院士，天津药物研究院名誉院长、学术委员会主任。

中医药传承数千载靠的是疗效，一剂中药方往往包含十几味甚至几十味中药材，到底是哪种成分起作用？它们怎样发挥治疗效果？由于这些问题不容易回答，所以中药的作用机制常常被称为"黑箱"，从而难获国际医学界认可，中药国际化之路也困难重重。

刘昌孝，我国药代动力学的学科开拓者和带头人之一，结合多年科研实践经验，针对科学阐释中药疗效的方法路径、中药国际化等问题接受了记者专访。

阐释中药疗效要用好现代科学这一"工具"

记者：一直以来，说明白、讲清楚中药疗效的难点在哪儿？

刘昌孝：中药疗效之所以难解读，就是因为太复杂！一个化学药只是一个单体，可通过单靶点起到某种明确的治疗效果，中药却是一个非常复杂的系统，一味中药本身就是包含了几十种甚至上百种成分的复杂物质，临床常用的中药复方往往囊括十几味甚至几十味中药，在煎煮过程中，各种成分相互作用，又会产生新的复合物、络合物等。一服中药汤剂进入人体后，会进行非常复杂的代谢过程，并多靶点地作用于人体。解读这个过程比解读化学药疗效要艰难很多倍。

中药的复杂性不仅体现在成分上，更体现在理论上。离开了中医理论，中药就失去了灵魂。中医理论主张遣药组方,"君臣佐使"是基本理论,每一味中药的"四气五味""升降浮沉"等属性是构成其功效的物质基础。在中医理论的指导下,方剂中的每一味中药都处于变化之中,它们在不同配伍中扮演着不同角色,发挥着不同作用。比如,芍药在数以百计的处方中应用,它作为君药时的起效机制与作为臣药时的完全不同,研究芍药的功效,不仅要研究它的主要起效成分,还要关注它在不同方剂中所处的不同地位。不过中药方的复杂性也是其魅力所在,正是因为遣药组方可千变万化,中医治病才能实现个性化诊疗。

解读清楚中药疗效还必须研究病证、证候等基本概念,因为中药方是针对某种疾病、某个证候开的,所以研究"证—方""病—方"对应关系是必不可少的环节,解读中医药理论内涵也成了研究中药疗效的重要内容。这正是说明白、讲清楚中药疗效的又一大难点,因为没有现成的技术方法支持这样的研究。

为何没有现成的技术方法支持?本质上是因为中西医源自不同的文化土壤,属于不同的科研范式。传统中医药自身的研究方法无法把中药疗效说得让现代人都明白,而现代科学技术不是为中药研究量身定制的。怎样借他山之石以攻玉，用好现代科学这一"工具"，是一个很大的难题。

早在 1987 年，我就开始思考这些问题。当时，我提出基于临床治疗学和药理学的转化研究思路来开发中药宝库，研究中药新药，实际上就是在摸索怎样用好"工具"。21 世纪初，为了研究中药如何整体调节人体状态，我引入了源自系统生物学理论的代谢组学技术，并在香山科学会议上介绍了这个观点，受到了很多肯定。后来，我又提出了中药代谢标志物和中药质量标志物等概念和理论，不断结合代谢药代动力学、药效动力学、网络药理学等新技术来研究中药。

到今天，我们天津药物研究院的中药研究团队研发的 41 个中药新药（其中 39 个是国内首创品种，33 个是国内独家品种）全部实现产业转化，这都是为说明白、讲清楚复杂深邃的中药疗效而做出的努力。

探索出符合中医药自身规律的研究评价体系

记者：在科研实践中，将中药疗效机制说明白、讲清楚的关键之处是什么？

刘昌孝：第一个关键点，是要遵循中医药理论，这是重中之重。运用好现代科学这一"工具"并不是照搬西医药的研究体系。西医药研究遵循的是从宏观到微观的还原论思维，最终关注的是细胞、分子的问题，而中医药研究是从临床中来到临床中去，着眼于人体整体功能，二者的思维方式有本质的不同，所以对现代科学研究体系，只能借鉴，不能套用。

研究中药要始终有整体观，虽然借助现代科技手段去解构、分析，但最终还是要回到整体。比如用代谢组学研究中药，虽然是借助现代分析手段去明晰代谢路径，但科研成果最终展现的是物质在人体内的整体代谢过程，观察的是一种药能不能把人体从疾病状态转化为健康状态。

实际上，我主张在守住中医药内核的前提下引入现代科技手段，打造符合中医药自身规律的科研新概念、新方法体系。

比如我提出的新概念：中药质量标志物包括"指纹成分 – 工艺过程可重现性""生物学 –

有效性、安全性""中药功效－作用机制关联性""质量物质可测性""质量标准稳定性"五要素，既体现出有效性、安全性的关联关系等现代药理学内涵，又体现出中药成分的专属性、差异性特征，特别是基于"方—证"对应的配伍环境，体现了针对疾病的中药有效性表达方式及其物质基础的客观实质。

新研究体系——"物质－药代－药效"体系以成分体内暴露及其动力学行为为纽带和关键环节，关联中药化学物质组及其生物效应表达，构建中药创新研发的理论、模式和关键技术。中药的传统功效，"四气五味"的复杂特性和中药方剂"君臣佐使"的配伍规律都能通过该体系清晰地阐释出来。这些新概念、新方法体系包含了中医药内核和现代科技手段两个重要因素。

说明白、讲清楚中药疗效的第二个关键点，是要把现代科学方法进行有效整合。21世纪初，我将代谢组学用于中药作用机制研究，是很"赶时髦"的。后来，药物代谢动力学、药效动力学、网络药理学等新技术兴起时，我又一次次地"赶时髦"，只要对研究有帮助的科学技术都可以纳入进来，用于中药研究。目前，广泛

用于中药研究的"物质 – 药代 – 药效"体系仍
然非常开放，很多学科的新技术不断被吸纳、
被跨界整合用来研究中药，成为说明白、讲清
楚中药疗效的有力工具。

说明白、讲清楚中药疗效的第三个关键点，
是以临床需求为导向研究中药。阐明中药疗效
的目的是指导临床、造福社会，所以科研必须
紧紧围绕临床，才能阐明中药疗效的价值。

天津药物研究院的中药研究团队致力于中
药创新研发几十年，为社会奉献了覆盖 23 种重
大和常见疾病的知名中成药，如速效救心丸、
麻仁软胶囊、小儿豉翘清热颗粒等，这些研究
都是从临床需求出发的。

围绕临床需要，我们从以下三个方面下了
大功夫：一是以"物质 – 药代 – 功效"为核心，
建立中药创新研发模式，发明关键技术；二是
建立涵盖新药的"成药性研究 – 临床前研究 –
临床评价 – 产业化转化"关键模式；三是依靠
现代技术和方法实现集成创新。在这种科研思
路的指导下，很多中药新药产生了巨大的社会
效益。

疏风解毒胶囊就是一个实例。2013 年，天
津药物研究院的中药科研团队开始对疏风解毒

胶囊进行系统的二次开发研究，以临床实践为导向，阐明其药效物质基础和作用机制，并挖掘出其核心疗效价值。后来，疏风解毒胶囊被列为国家卫生健康委 12 项重大疾病的推荐用药，进入 2017 年国家医保目录甲类品种，入选《中药大品种科技竞争力报告（2017 版）》，其提升后的产品质量标准被《中华人民共和国药典（2020 版）》收载。

科学赋能为中药走向世界开路

记者：说明白、讲清楚中药疗效能否打破文化壁垒，解决中药国际化的难题？

刘昌孝：多年来，中药走向世界举步维艰，其根本原因是文化差异，"湿病""寒证""四气五味""君臣佐使"等具备中华传统文化特质的中医概念，无法被国际科学界理解和接受。

要冲破文化壁垒，科技赋能是一条重要路径。首先，只有通过科学语言讲清楚中药进入人体后，怎样被吸收、怎样被代谢、怎样发挥作用等，中药的价值才能被世界认可。其次，通过科技赋能，可保证中药疗效更稳定，更经得起考验。

比如，痹祺胶囊治疗风湿病效果显著，但

其中含有的马钱子有大毒，怎样配比才能减轻毒性，增强疗效？经"物质－药代－药效"体系研究，可探索出该药的主要起效物质及毒性物质代谢规律，确定减毒增效的最佳配比方案。基于这项研究，痹祺胶囊的质量标准规范得以确立，马钱子的标准用量用法也得以明确，这些内容均被 2015 版和 2020 版的《中华人民共和国药典》采用，由此，痹祺胶囊拥有了更稳定的疗效。在天津药物研究院科研团队自主研发的中药新药中，共有 39 项标准被《中华人民共和国药典》等医药标准指南收载，这些标准的确立都是以实实在在的科研证据为前提的。

国内的中药质量标准确立起来后，还要在国际上争取话语权。国际上有些学者把中药和植物药混为一谈，其实不对。因为中药是多药多成分的复杂体系，是在药性理论和配伍理论指导下的中药复方制剂，与国外的植物药完全不是一回事。我在 2017 年的中美科学家高端圆桌论坛上曾说过，研究中药必须遵循中医药规律。制定中药的国际质量标准，中国必须有话语权。怎么才能有话语权？科研手段必须过硬，把中药疗效说明白、讲清楚，这才能为中药走向世界打通道路。

目前，中药国际化也取得了一些成果。近期，疏风解毒胶囊在德国抗疫中被广泛使用；桂枝茯苓胶囊、血脂康等已完成美国食品药品监督管理局Ⅱ期临床试验；复方丹参滴丸成为全球首例完成美国食品药品监督管理局Ⅲ期临床试验的复方中药制剂。

我认为，解决中药国际化的难题，要借助现代科学的力量，当然也不能忽视中医药自身规律和中医理论的精华。在这些方面，需要做的工作还有很多，比如研究方法还需不断完善，中医药理论内涵还要不断深挖等。未来，需要大家一起努力，相信随着中药研究方法体系的日益成熟和中药研究高质量证据的逐渐积累，中药走向世界的路会越来越宽。

2022 年 1 月 10 日

说明白、讲清楚中医药疗效，科学是必要工具，文化是对话基础，此外，还需提高中医文化和哲学理念的国际认同。

科学说明中医疗效，文化讲清中医道理

记者 张昕

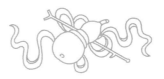

张其成

北京中医药大学国学院首任院长，全国政协委员。

随着抗击新型冠状病毒感染疫情的"中国方案"走上世界舞台，中医药的疗效日益被国际社会关注，但中医药想要顺利走出去，还需要国际医学界对中医药的认同和理解。中西医对生命健康的不同理解，背后反映的是不同文化的碰撞与对话。

如何从文化角度理解"说明白、讲清楚中医药的疗效"？就相关话题，记者专访了张其成。

中医药疗效在国际上为何难以被承认

记者：如何从文化角度理解中医药疗效？

张其成：中医药的疗效应该说是确切的，但为什么在国际上难以被承认，甚至国内有些人也不是很认可？说到底还是文化认同的问题。

我认为，认同中医药疗效要从三个层面理解。

第一个层面是科学。毫无疑问，要用科学把中医药疗效说明白、讲清楚。现在运用大数据、循证医学、复杂性科学是能够把中医药疗效讲清楚的，像针灸临床研究、中医药生物信息学等方面的文章都已在国外顶级学术刊物上发表。

但运用现代科学说清楚中医原理就比较困难了。因为我们的原理是阴阳五行、五运六气，这就涉及了第二个层面：文化认同。中医文化深刻影响着中国老百姓的行为方式，特别是"治未病"理念下的健康养生生活方式。

第三个层面是哲学认同。中医的价值观简单讲是"调和致平"。中医将人的健康状态称为"平"，将健康人称为"平人"，追求平衡、和平，这种价值观决定了中医药不是对抗性治疗，而是调和性治疗。

其实，中医和西医的差别就是中西方文化差别的一个缩影。西医是对抗性治疗，找到病毒、病菌把它杀灭，这来源于西方二元分离和对立的哲学观念，比如亚里士多德"排中律"哲学概念，"矛"和"盾"是分离的，没有中间情况。而我们中医注重的是和谐、调和，来源于先秦哲学的"中和"思想。

同时，西方哲学讲"本原"，依赖的基本原理是原子论，万事万物都是可分的，能找到最后那个东西。物质不断细分，分成分子、原子、质子、中子等，最后分成夸克。对于人来说，在组织、器官、细胞、基因层面也是可分的。而中国传统文化讲元气论，元气是万事万物的根源。

记者：国际医学界理解中医药疗效的难点是什么？

张其成：中医哲学或者说中医文化，想要被西方人认可，还有很长的路要走，这是中医药传播中最大的困难。

因为人体生命的现象是复杂的、综合的，中医文化把人从"形、气、神"三个层面理解。"形"指实体的心、肝、脾、肺、肾，这很好说清楚。"气"这个概念对西方来说就比较难理解了。庄子说："人之生，气之聚也，聚则为生，散则为死……故曰通天下一气耳。""气"是连续不断的、流动的，是天地间最根本的。《黄帝内经》中出现了3000多次"气"，指出"气"在人体内运行不息，维持着人体的生命活动，是支撑人生命的本源。已经有大量研究证明，"气"是真实存在的东西，人体内的"气"不能离开血。更让西方难以理解的是，"气"是一种能量，跟人的精神有关。理解"气"需要体悟中国传统文化。至于"神"，指思维、意识、情志等精神活动，就更难说清。

疗效除了有实验、数据测试能够表达的部分外，还有相当一部分精神层面的部分。世界卫生组织提出的"健康四大基石"为合理膳食、适量运动、戒烟限酒、心理平衡，心理平衡作用占50%。这与中医学认为的，心神、七情五志对人的健康有重要作用不谋而合，考虑疗效时不应该忽略精神层面的部分。

以中医药文化助推中华文化走出去

记者：树立文化自信对中医药国际传播有什么意义？

张其成：可以说，中医药文化可助推中华优秀传统文化复兴，助力中华文化走出去。

习近平总书记指出，中医药学凝聚着深邃的哲学智慧和中华民族几千年的健康养生理念及其实践经验，是中国古代科学的瑰宝，也是打开中华文明宝库的钥匙。这句话把中医药与中华文化的关系表达得很到位。中医药学是中华优秀传统文化的杰出代表，是中国百姓广泛认同的，与人们日常生活密切相关、有实用价值的一种文化形态。

我用八个字来概括中华文化最重要的体系结构，即"一源、三流、两支、五经"。中华文化以"易"为源头，"儒释道"为三个主要学派，国医和国艺为两个支撑点，"国学五经"为《易经》《论语》《道德经》《六祖坛经》和《黄帝内经》。中医药也是国学经典的重要组成部分，中医药的振兴可以带动整个中华传统文化的振兴。

文化为体，医学为用。在国际传播中，中医药本身是很重要的文化符号，因为它去意识形态化，不会让外国人排斥，并且可以为人民健康带来好处。若中医药文化在国际上传播开了，中华文化也就在国际上传播开了。

科学、权威、生动地对外讲好中医故事

记者：如何推动中医药文化在国际传播？

张其成：我认为可以分成三个层面。

一是疗效层面。临床疗效始终是第一位的。要不断加强科研，客观、综合地评估中医药疗效，善于用符合循证医学的标准和话语去说明问题。

同时，由于人体生命健康的复杂性，中医药理念的统一性，我认为应该从多层面对中医疗效进行评价，除通过可测的指标数据以外，还应考虑到患者自诉症状的改善，以及超越物质基础的情志层面的改善。《黄帝内经》中提到中医治病有六大方法，吃汤药只是其中之一，还有刮痧、扎针、艾灸、导引、按摩，向国外介绍时，指出中医治病是一个"综合体"，比如延长人的生命、提高生活质量、减轻疼痛，这些都可纳入中医药评价疗效的话语体系中。而中医药在这些方面恰恰有着独特优势。

二是文化传播层面。国内文化传播界要加

强与国外的对话交流，增强海外对中医药文化的认同。同时，我认为一定要做一些可爱、亲切的媒体产品，用生动活泼的方式讲好中医药故事。在坚守中医文化核心价值和保持中医药特色的前提下，产生一批群众喜闻乐见的短视频、动漫、音频作品，向世界传播中医药之美。

三是个人体验层面。对于国外普通民众来说，中医药疗效机制太深奥复杂，他们听不懂也不见得感兴趣。最好强调中医对身心健康的积极作用，引导他们练习太极拳和一些气功功法，让外国人亲身体验中医的好处，从而推广中国式的健康生活方式。我曾经在澳大利亚带外国人做易道功的练习，原理和文化理念讲得不多，一张形象的太极图就能让他们感兴趣。他们练习后身体感到发热发麻，就能切实体会到"气"的存在。包括让他们体验百会等穴位，一体验他们的身体就有了感觉，也就可以逐渐理解一些中医文化理念了。我们要让外国人真切体会到中医治病是一个综合的过程，不是说吃这个药病马上就好了，而是要配合合适的运动、积极的精神情志。太极拳、针灸等在国外那么受欢迎，正是因为受众感受到了疗效。所以，我觉得对于外国人来说，能亲身去体验是最好的。

可喜的是，中医药疗效正逐渐被国际社会认可，中医的理念也在逐渐被接受，中医与国际医学界对话的渠道不断扩宽，中医药的魅力将更好地向世界展示出来。

2022 年 1 月 14 日

只要有疗效，就一定有明确的机制，怎么找到这个机制？将针灸研究纳入规范的科学体系，同时引进多学科的技术方法。

让世界认识针灸的科学和价值

记者　张梦雪

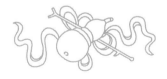

韩济生　　　　中国科学院院士，北京大学神经科学研究所名誉所长，首次用现代科学方法向世界阐释针灸科学内涵的中国学者。

20 世纪 70 年代,《纽约时报》头版刊登了美国著名记者詹姆·罗斯顿在中国接受针灸治疗的经历,在国际上引发了一场"针灸热",针灸也因此成为中医药走向世界的"排头兵"。世界针灸学会联合会统计数据显示,全球已有 183 个国家和地区使用针灸,针灸在 65 个国家和地区取得了合法地位。

针灸疗法之所以几十年来在世界各地热度不减,很重要的一个原因,是中国学者研究针灸疗效取得的显著成果向全世界展现了针灸的科学价值。

那么,研究针灸疗效应从哪些方面入手?在科研实践中,如何解决中西医思维方式差异、话语体系隔阂等问题?针灸科研的未来发展之路应怎么走?曾拿出切实证据首次向世界阐释针灸科学内涵的韩济生,接受了记者专访。

将针灸研究纳入规范的科学体系

1979 年,我在美国波士顿国际麻醉品研究会上宣布:"我们已经初步探明了针刺镇痛的神经化学原理,说明传统的中国针灸是有物质基础的!"

记者:您研究针灸镇痛原理取得的重大成果首次向世界展示了针灸

韩济生:1965 年,周恩来总理亲自指示,卫生部组织力量研究针刺麻醉的原理。北京医学院、上海医学院等医学院校都领了任务。我的科学内涵。请问研究针灸这种极具传统特色的疗法，您是从哪些方面入手的？曾遇到过哪些困难？又是怎么解决的？

是属于北京医学院科研团队的，一开始，我不相信针刺能镇痛，所以专门去观摩了一场针灸麻醉下的手术。当天，一名年轻女患者要接受开胸切肺手术，她的四肢上扎了 40 根针，有 4 个医师轮流捻针，先进行 30 分钟针刺诱导，然后再进行手术。当时所见令我非常震惊：患者在整个过程中真的没觉得很疼，只在剪肋骨时稍微皱了皱眉，而且她始终是清醒的，在手术中能与人交谈，能喝橘子汁。原来，针刺确实能镇痛！

只要是切实有效的，就一定有明确的机制。怎么找到这个机制？这是摆在所有研究者面前的难题。当时很多研究局限于针灸学科本身，比如沿着经络找镇痛路径等，都没有太大的收获。我当时把针刺镇痛当作一个科学现象来思考，用规范的科学体系来解读它的机制。

用科学体系研究针灸，首先要解决的问题是如何客观地测量痛觉。我知道在生理学上，钾离子的堆积可以引发痛觉，但怎么控制和测定钾离子呢？这在当时是很困难的。幸运的是，我遇到了北京航空航天大学物理学专家刘亦鸣，他用物理电学的方法帮我解决了这个难题，用引起痛觉所需的电流强度，即痛阈作为指标，以毫安计数。研究发现，捻针诱导期间痛阈逐渐升高，停针后痛阈逐渐降低。经过大样本统计，我推算出了针刺镇痛的半衰期为 16 分钟，开始摸到了针灸镇痛的规律。

既然针灸的镇痛效果存在明确的半衰期，那么针灸起效的原因可能是其使体内产生了某种具有镇痛作用的物质。这个物质去哪里寻找呢？我认为可以从脑脊液着手，但是抽取脑脊液，测定其中的化学物质也非易事。庆幸的是，我当时在给消化专家王志均当助手，他用来研究消化与大脑关系的脑立体定位仪正好派上了用场。后来通过大量动物实验得知，影响针刺镇痛的物质可能是 5- 羟色胺、肾上腺素等，但具体是哪种物质还是很难确定，因为这种神经化学的研究思路在当时比较新颖，缺少现成的研究方法和设备。解决这个难题的契机是时任世界卫生组织卫生行政科主任的朱章赓来北京医学院参观，他给予了我很多方法学上的帮助，先确定了脑内 5- 羟色胺这种物质有镇痛作用，后来又确定了内啡肽、脑啡肽、强啡肽等关键物质。

总的来说，研究中遇到过很多困难，解决困难的方式就是将针灸研究纳入规范的科学体系，同时引进多学科的技术方法。比如我解决科研难题就运用了神经学、生理学、物理学、化学、数学等学科手段。

1979 年，我在美国波士顿国际麻醉品研究会上首次向世界展示了针刺镇痛的科学道理，我当时说："我们已经初步探明了针刺镇痛的神经化学原理，说明传统的中国针灸是有物质基础的！"实际上，这不是我一个人的成绩，而是中国科研界各学科专家凝聚合力的成果。

从阐释科学事实入手研究针灸原理

中医、西医的技术方法作用于机体发挥治疗效应时，必会引起某些变化，这些变化就是科学事实。只要将这些变化说明白、讲清楚，就诠释出了这种疗法的科学内涵。

记者：在科研实践中，如何解决中西医思维方式差异、话语体系隔阂等问题？

韩济生：按传统中医理论的说法，针灸的作用是调理气血。气血、阴阳、五行等这一套中医名词，外国人是听不懂的，其根本原因是东西方文化隔阂导致的思维方式差异，这个问题很难解决。我在科研实践中，其实是绕过了这个难题，不去探究这些理论概念，而是从阐释科学事实入手来做研究。

无论是中医还是西医，其目的都是将机体从疾病态转化为健康态，中医、西医的技术方法作用于机体发挥治疗效应时，必引起某些变化，这些变化就是科学事实。只要将这些变化说明白、讲清楚，就诠释出了这种疗法的科学内涵。

实际上，传统中医药学中蕴含着古人超凡的智慧，比如针刺要选穴，捻针可加强疗效等，都是古人在实践中总结出的宝贵经验。运用现代技术方法解读这些经验，需要有一个成熟的科学思维模式。

我觉得所有的科学问题都可以从时间、空间两个维度来思考。就拿研究针刺原理来说，在空间上，我们明确了针刺穴位可在全身产生镇痛效应，并且找到了针刺产生的镇痛物质；在时间上，我们明确了针刺起效和消失的时间规律，并且发现镇痛效果最好的穴位电刺激频率是 2 赫兹和 100 赫兹。这样，从时间、空间两个维度，基本就能把针刺镇痛的科学内涵说明白、讲清楚了。

以社会价值向世界展现中医力量

我 80 岁那年，针刺镇痛和戒毒都取得了显著成绩。经过论证，我又选择了孤独症和不孕不育这两个新方向。十几年来，这两个方向的成果也得到了国际医学界的认可。

记者：说明白、讲清楚针灸疗效，对中医药国际化有什么意义？

韩济生：中医药学要在国际上立得住，必须要有经得起推敲的科研证据。1979 年，我在美国波士顿国际麻醉药品研究会上介绍针刺治疗机制，在现场引起了很大轰动。时任加州大学旧金山分校药理系主任、兼任《药理学年鉴》主编的 EL Way 特意邀请我在国际顶级期刊《药理学年鉴》上发表论文，各国的演讲邀约也纷至沓来。我开始频繁出国参加学术交流，仅 1982 年一年我就出国做了 19 次大会报告。我陆续到 27 个国家和地区，做了 205 场关于针刺原理的学术报告，每次报告都留有充分的提问机会，使国外科学家认识到针灸——这种古老而传统的中医疗法具有明确的科学价值。

阐明针灸科学内涵是推动针灸走向世界的第一步，挖掘出科学内涵背后的实用价值，是加速针灸国际化进程的关键。我在搞清楚针刺镇痛作用机制之后，一直在思考它的应用价值和社会意义，我首先找到的路子是针刺戒毒。

吸毒成瘾者几乎都是对体外的阿片类药物产生了依赖，针刺治疗使人体体内产生的镇痛类物质与阿片类药物功能类似，所以用针刺治疗可以明显缓解吸毒成瘾者的戒断症状。经过实验对比发现，高频率的针刺刺激对解除戒断症状最为显著，而低频率的针刺刺激对解除心瘾更有效。据此，我与刘亦鸣合作研制出的韩氏穴位神经刺激仪，既可镇痛，也可帮助吸毒者戒除毒瘾。实验证明，该仪器的戒毒效果明显优于国外通用的戒毒方法。

1997 年，这种戒毒方法被当时的国家卫生部和国家禁毒委员会选为有效戒毒产品。后来，我在国内主持建立了 3 个戒毒治疗基地，并在国内外广泛推广该疗法，与美国等西方国家相关机构也建立了长期合作关系，惠及的吸毒成瘾者不可计数。

在我 80 岁那年，眼看着针刺镇痛和戒毒都取得了显著成绩，我又开始考虑寻找新方向。经过科研论证，我选择了孤独症和不孕不育这两个方向。十几年来，这两个研究方向取得的可喜成绩也得到了国际医学界的认可。

无论是戒毒，还是孤独症、不孕不育，都是全球性的医学难题和社会难题。在说明白、讲清楚针灸的科学内涵的大前提下，挖掘出针灸的应用价值，从而使其产生巨大的社会效应，这实际上是在向全世界展现中医药的实力，也必将大大推动中医药国际化的步伐。

守正创新加速针灸学科大跨步发展

认识到电针优势后，我们进行了一系列探索发现：治疗带状疱疹后遗痛、慢性复发性心绞痛，2 赫兹最有效；治疗中风后肌痉挛，100赫兹最有效。

记者：您认为针灸科研的未来发展之路应怎么走？

韩济生：针灸科研怎么才能做好？要持之以恒地走科学发展之路。一方面，把针灸学中蕴含的经验智慧通过大数据、动物实验等现代科技方法清晰地阐释出来，这是守正；另一方面，通过严谨的科学论证，弥补某些经验的盲区，进一步优化针灸疗法，使其更好地为人类健康服务，这是创新。

比如，人手捻针所引起的传入信息只能保

持在 50 ～ 100 赫兹，而我们通过实验证明，以 2 赫兹频率捻针可使人体产生内啡肽，以 100 赫兹频率捻针可使人体产生强啡肽，两种物质都可以起到很好的镇痛作用。怎样使二者效应叠加呢？我们又进行了进一步的实验，结果显示，2 赫兹频率保持 3 秒，100 赫兹频率保持 3 秒，交替进行，镇痛效果最佳。这种镇痛效果最好的捻针方案，人手操作无法做到，所以我们创造性地使用电针，这就是对传统针灸在守正的基础上进行的创新。

认识到电针的优势之后，我们又针对疾病进行了一系列探索发现：治疗带状疱疹后遗痛，2 赫兹最有效，而 100 赫兹无效；治疗中风后肌痉挛，100 赫兹最有效，而 2 赫兹无效；治疗慢性复发性心绞痛，2 赫兹最有效。这些科研积累也反映在我参与制定的中医药国际标准化研制专项中，将针刺治疗以标准化的形式固定下来，为针灸的传承和传播创造良好条件。

我带领团队奋斗了 50 多年，就是为了把针灸疗效说明白、讲清楚，让针灸治疗更加规范化，在国际社会上传播得更广泛。针灸科研未来的发展方向，我认为要秉持科研精神，借助现代科技，推动针灸治疗向更精准的方向迈进。

大家要相信科学，要通过科学的方法寻找针灸治疗的规律，从而进一步优化治疗方案，创新治疗思路，为古老的针灸学注入新的科学内涵，推动针灸在新时代实现大跨步发展。

2022 年 1 月 21 日

中医学本质上是一种理论医学，要向世界说明白中医药疗效，阐释中医理论是绕不开的环节。

中医理论能向世界讲清楚吗

记者　张梦雪

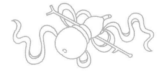

王　琦　　中国工程院院士，国医大师，北京中医药大学教授。

中医药传承数千载，靠的是切实疗效，而中医药疗效之所以经得起实践考验，是因为背后有强大的理论支撑。中医学本质上是一种理论医学，如果要向世界说明白中医药疗效，那么阐释中医理论则是绕不开的环节。

阴阳、五行、气血等中医理论的内涵能向世界说明白、讲清楚吗？应以什么方式阐释中医理论内涵？中医理论能走出国门吗？就这些问题，记者专访了王琦。

从哲学层面将中医理论向世界阐释清楚

记者：阴阳、五行、气血等中医理论的内涵能向世界说明白、讲清楚吗？

王琦：中医理论一定能说明白、讲清楚。因为中医学植根于中华传统文化，蕴含着哲学智慧，而哲学是认识世界的方法和工具，在全世界都是相通的。比如，中医理论的基本概念——阴阳、五行，直接音译给外国人，他们当然不明白；如果把阴阳解释成对立统一的协调关系，把五行解释成互相制约的动态平衡，阐明其中包含的关系论、系统论的思想，那么全世界的科学家就都能听懂了。2021 年，获得诺贝尔物理学奖的三位科学家研究的领域是复杂系统。作为世界顶级的科学家，他们认识世界、分析问题的这种系统思维，与中国哲学思维有很多相通之处，中国哲学思维也深受世界认可，我国传统哲学著作《道德经》被翻译成500多个版本在全球广泛传播就是例证。所以，在哲学层面，中医理论可以被世界理解，也可以与现代科学对话。

中医理论还有一个特点就是善用隐喻，培土生金、提壶揭盖等理论概念都是隐喻，这是中国传统哲学的特色。隐喻作为20世纪认知科学的三大重要议题之一，可通过直觉类比把复杂的科学问题变得简单。比如，金、木、水、火、土就是抽象出来的五种符号，用它们之间的生克关系可以把复杂的生理、病理现象简单、清晰地描述出来。一位久咳不止的患者，同时具有口吐白痰、舌淡苔白、食欲不振等症状，就预示着他的呼吸系统和消化系统可能都发生了病变，从细胞、组织等微观视角看，这是一个非常复杂的过程。而中医理论则从现象入手分析病情，以五行生克关系描述病情，提出的治疗思路是培土生金，土指脾，金指肺，一个隐喻把调脾治疗咳嗽的道理讲得非常清楚，这就起到了执简驭繁的效果，这是中华文化的智慧。实际上，西方文化讲复杂道理时，也用隐喻，蝴蝶效应、沙堆效应等都是隐喻的手法。所以，从方法论层面看，东西方文化讲道理的方式是相通的，中医理论中随处可见的生动隐喻不是不科学的，而是充满了智慧的、先进的思想。

我们要认识到，中西医是两种不同的医学模式，源自两种不同的文化，也有不同的认知路径，它们之间不是对与错、是与非的关系，它们都是探索人体健康奥秘的大学问。就如芭蕾舞和京剧是两种不同的艺术表现形式，有各自的评价标准，但从人类对艺术的审美视角看，二者一定可以通过交流对话实现自我提升，各美其美，美美与共，是天下大同之道。所以，站在哲学层面，中西医之间的交流对话也一定能促进世界医学的发展与进步。

引用现代科学阐释"九种体质"学说

记者：以体质研究为例，请您谈谈如何说明白、讲清楚中医理论内涵？

王琦：我研究体质是从深挖中医经典文献开始的，《黄帝内经》中的"阴阳二十五人"就是中医对体质分类最原始的认知，《景岳全书》等很多中医经典都提到了体质分类的思想。我认为要说明白、讲清楚中医理论内涵，首要任务就是要深研中医经典，对中医理论建立正确、深入的理解，这也是传承中医的第一要务。

　　在查阅了大量中医经典文献之后，我尝试以体质为中心构架一个可以指导临床的新理论学说，当时遇到的第一个难题就是体质怎么分类，经典文献中有各种分法，但针对现代社会需求，体质分类应遵循怎样的标准？为了解决这个难题，我借助了现代科学方法，通过大样本的流行病学调查，确定将体质分为平和质、气虚质、阳虚质、阴虚质、气郁质、血瘀质、痰湿质、湿热质、特禀质九种体质。

　　在体质可分的基础上，我又进一步研究了体病相关、体质可调这两个核心问题。在研究中，我一直秉持着开放的心态，主张应用多学科交叉的方法来研究中医理论，从整体、活体、动态等多维度研究人类个体差异现象。从个体生理、心理、环境等生物体宏观层次，到基因组学、蛋白组学、代谢组学等生物体微观层次的系统综合，为不同体质类型提供了三大证据，即体质表型的遗传证据，生物生理特征证据，不同体质与疾病风险证据。

　　在科研实践中，我充分运用现代科学技术，对中医理论内涵进行了深入解读。比如通过蛋白组、基因组、代谢组研究发现，痰湿体质的人在表观上具有体形肥胖、油脂分泌过多等特征，而表征背后，则有血管内皮异常、炎症高表达、糖脂代谢异常等生物学基础。这就把"痰湿"这一中医理论概念说明白、讲清楚了，让传统中医理论概念拥有了新的科学内涵，在传承的基础上又进行了创新。

运用现代科学技术研究中医，是不是就是"中医西化"呢？实践证明，只要坚守中医理论内核，任何技术手段都可以被拿来研究中医。植根于中华传统文化的中医学原本就有着兼容并蓄的特质，它在几千年的传承中也兼容了各时期、各民族、各学科的先进理念和思想来实现自身发展。在当今社会，现代科学当然也可以为中医学所用，成为阐释中医理论内涵、推动中医药高质量发展的有效工具。

阐明中医理论保障中医药疗效优势

记者：阐明中医理论内涵对临床实践有什么意义？

王琦：中医学是道与术相结合的学问，道就是中医理论，术就是治病的技术方法，以道驭术即以中医理论指导临床实践。所以阐明中医理论是保障和提升临床实践水平的重要前提。

首先，阐明中医理论才能完整地传承中医

原创思维，保证中医临床诊疗效果。中医看病与西医不同，西医受还原论指导，以微观视角分析疾病状态；而中医是以整体视角观察人体，从症状入手分析疾病，执简驭繁且疗效显著。比如，面对 2020 年初突发的新型冠状病毒感染疫情，在没有疫苗和特效药的情况下，中医从症状入手分析病情，通过辨证论治，迅速以一整套治疗方案及时控制了疫情蔓延。在抗疫实践中，如果没有寒湿疫、湿毒疫、扶正祛邪等中医理论指导，处方用药便没有了方向，更不会有如此辉煌的成绩。事实证明，解决临床实际问题，必须坚持以中医理论为指导。我们阐明中医理论，可使理论中蕴含的中医原创思维的优势进一步得到彰显，从而保证临床疗效。当然，为阐释理论及疗效，可从调节免疫、抑制炎症风暴、改变病毒环境、修复病理损伤等方面入手。

其次，阐明中医理论，可在继承古人原创思维的基础上创新，使中医临床诊疗模式得以优化。比如，辨证论治是中医理论的精髓，体质思想在《黄帝内经》中也早有记载，辨病又是从古至今都用的诊疗思路，但是传统中医理论并没有将三者结合起来。我经过多年研究，

建立了辨体 – 辨病 – 辨证的诊疗模式，这就是在阐明中医理论内涵基础上的一种创新。比如，一个患者来看病，我们通过辨体 – 辨病 – 辨证确定他是阳虚体质、糖尿病、阴阳两虚证，从这三个维度，我们对患者的疾病状态有了更全面的认知，遣方用药也会更加精准，临床疗效也会得到进一步的提升。

打造融通中外的中医药新话语体系

记者：中医理论能走出国门吗？中医药国际化之路应该怎么走？

王琦：中医之振兴必求学术之振兴，学术之振兴必求理论之振兴。中医理论必须走出国门，才能使中医学在世界范围内实现振兴发展。

目前，我研究的中医体质学理论在国际传播方面取得了一定成绩：《中医体质学》被翻译为日、韩、英 3 种语言多次出版发行；《中医体质量表》也被翻译为 8 种语言，在世界多个国家和地区推广应用；我先后 50 次赴美、英、俄等国家及港澳台地区进行学术交流，在联合国总部发表关于中医药"一带一路"主题的演讲。这些成绩说明，中医理论有能力走出国门，与国际对话。

当然，在中医药国际化进程中，确实还存

在一些壁垒，比如文化壁垒、政策壁垒等。我认为要加速中医药国际化进程，要做到以下两点。

首先，要加强中华传统文化的国际影响力。因为中医药走向世界不仅要靠实际疗效，还要靠文化认同，向世界说明白、讲清楚中医理论要上升到哲学层次，中医哲学来源于中华传统文化，中华传统文化在全球的广泛传播，必将为中医药走向世界开拓道路。

其次，要打造一套融通中外、适宜国际传播的新话语体系。在哲学层面，中医理论与现代科学的理念有很多相通之处，是可以对话的，但在对话过程中，也需要翻译和转化，比如金、木、水、火、土这五种符号就需要特殊说明，外国人才能听懂。目前，学术交流中可以尝试将中医理论中的某些概念解释成协调关系、动态平衡等。但在世界不同地区、不同场景下，中医理论概念要有不同的翻译方式，我们要找到适合当地特色的传播方式。比如，江苏民歌《茉莉花》在乡间传唱时充满了自然乡土之美，而当其走上以钢琴、小提琴为伴奏的音乐舞台时，也要在保留民歌内涵的前提下探索新的表现形式。

更重要的是，随着中医药国际化进程的不断推进，我们要提炼出一套适宜向全世界传播的中医药话语体系新标准。这套新标准必须既忠于中医理论内涵，又能被世界各国人民所理解，这是时代赋予中医药行业的艰巨任务，需要当代中医人在中医药理论研究、科研创新、文化传播等方面多方探索，持续发力。探索的过程会非常艰难，但大家应朝着这个目标不断努力，推动中医学在世界舞台上绽放出应有的光芒。

2022 年 2 月 16 日

近 20 年来，成都中医药大学反击西方学者的针灸理论不科学之论卓有成效，同时致力于培养具有中医思维，又兼具多学科知识的中医药人才，让中医药人才讲清中医药道理。

守中医思维之"正"，创学科融通之"新"

记者　徐婧

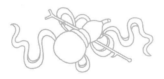

余曙光　　　成都中医药大学校长，中国针灸学会副会长。

从青蒿素登上诺贝尔奖的舞台，到中医药在抗击新型冠状病毒感染疫情中的亮眼表现，从中医针灸在世界范围内的广泛应用，到中医药研究成果在《新英格兰医学杂志》《自然》《细胞》等国际知名期刊上屡次发表……这背后离不开一批批中医药人为"说明白、讲清楚中医药疗效"所做的努力。

人才是第一资源。要"说明白、讲清楚中医药疗效"，归根结底是需要一批高素质的中医药人才。如何培养这样的中医药人才？我们不妨从中医药人才的"摇篮"——中医药高校中去寻找答案。为此，记者专访了成都中医药大学校长余曙光。

用高质量证据回应西方"经穴效应无特异性"

记者：近年来，成都中医药大学涌现出许多中医药科研成果，这些成果是如何说明白、讲清楚中医药疗效的？

余曙光：从 20 世纪 70 年代开始，成都中医药大学就坚持用现代科学技术阐释中医药原理，包括从时间医学的角度阐释传统针灸子午流注的科学原理，从促进神经可塑性阐方面释针灸治疗神经退行性疾病的作用机制等，这些都是希望用和现代医学相通相融的语言说明白、讲清楚中医药疗效。

典型的例子之一，是近 20 年来成都中医药大学围绕"经穴效应特异性"开展的大量深入细致的研究工作。"经穴效应特异性"是针灸理论的核心和临床治疗的基础。从 20 世纪 90 年代中期开始，国外学者连续在《美国医学会杂志》等顶级期刊发表文章，认为穴位和非穴位之间在治疗效应上没有显著的差异，进而否认经穴效应存在特异性，其本质是质疑针灸理论的科学性。

因此，"经穴效应特异性"成为国际针灸研究领域的热点和难点，被认为是关系针灸学科发展的两大关键科学问题之一。

为了回应国际学术界的质疑，2006年，成都中医药大学牵头开展了国家973计划项目"基于临床的经穴特异性基础研究"，首次基于文献、临床和生物学机制研究，以偏头痛和功能性消化不良等疾病为载体，从穴位与非穴位、本经穴与他经穴、特定穴与非特定穴等多个层次证实了"经穴效应存在特异性"，肯定了穴位的客观存在，并发现了经穴效应具有循经性、相对性、持续性、动态性等基本规律。

2012年，我校再次牵头开展国家973计划项目"经穴效应循经特异性规律及关键影响因素基础研究"，通过多中心、大样本、随机对照研究，证实了循经性是经穴效应最基本的规律，并且从穴位局部启动、中枢整合、靶器官效应三个方面深入阐释了循经性的生物学基础。

2015年，我校牵头开展"穴位的敏化研究"，通过7600多例临床研究验证了穴位敏化对临床选穴施治的重要价值，发现了穴位敏化具有多样性、疾病相关性、空间规律性和动态变化性特征。

上述研究系统、客观、深入地回答了国际学术界对经穴效应特异性的质疑，为穴位的存在提供了科学证据，极大地促进了传统针灸理论的传承创新，引领了国际针灸经穴效应的研究方向。研究成果先后发表于《胃肠病学》《美国胃肠病学杂志》《美国医学会杂志·内科学卷》《神经学》等期刊。

2019年，我校又牵头了国家重点研发计划项目"临床优势病种的腧穴功效特点及其效应机制"，围绕"穴有特效，亦有共效，多穴共效，协同增效"开展研究，期望依托针灸优势病种，从阐明穴位的"特效"与"共效"，实现"增效"等方面深入推进经穴效应研究。

可以说，我们花了将近20年的时间，用大量科学、客观、可视化的研究证据，证实了穴位的存在，捍卫了针灸经穴理论的科学性。而近20年的持续研究也让我们深刻地感受到，说明白、讲清楚中医药疗效不是一件容易的事。

"中医思维"与"多学科融通"是守正与创新的关系

记者：花费近 20 年的时间去说明白、讲清楚中医药疗效值得吗？您认为这些科研成果能够说明白、讲清楚中医药疗效的原因是什么？

余曙光：说明白、讲清楚中医药疗效的价值，是不能用时间长短去衡量的，这是中医药现代化和国际化发展的必然要求。近 20 年的不断研究和不懈努力，表明了我们中医药人向世界说明白、讲清楚中医药疗效的决心、信心和恒心；也说明了要说明白、讲清楚中医药疗效必须坚持守正创新，坚持学科交叉，必须培养一批既具有中医思维又具有多学科背景的优秀人才。

记者：怎么理解"中医思维"与"多学科融通"之间的关系？中医药院校如何培养兼具中医思维和多学科交叉背景的现代中医药人才？

余曙光："中医思维"与"多学科融通"之间的关系是"源"与"流"的关系，是说明白、讲清楚中医药疗效中"道"与"术"的关系，是中医药守正创新中坚守的根本和实现创新的路径之间的关系。因此，要培养能说明白、讲清楚中医药疗效的优秀人才，就必须以传承为根，坚守中医药原创性思维；就必须要以创新为要，在"以我为主"的基础上实现多学科的交叉融通。

首先，以传承为根，坚守中医药原创性思

维就是要强化经典教育，用经典教育贯穿中医思维养成过程。中医思维是中医药的灵魂，而中医经典是中医思维最直接的体现。以"整体观""辨证论治"等为特征的思维优势是中医药取得临床疗效、保持不竭生命力的源头活水。而在中医药现代化和国际化的进程中，不乏有用西方医学理论片面解释中医理论，生硬地对号入座的现象，不乏有用国际标准简单评价中医药疗效等"以西律中"甚至"以西驭中"的现象。事实上，中医药的现代化和国际化是在保持中医药本真基础上的现代化与国际化，丢掉了中医思维，就失去了中医药最本质的特征。

其次，以创新为要，就是要加强多学科交叉融通。科学研究实际上是一个复杂性的研究，而这种复杂性研究需要的就是多学科的交叉。

以针灸研究为例，就要提倡多学科交叉，采用循证医学、系统生物学、代谢组学、神经影像学等多学科技术与方法开展研究。

要注重学生医理融合、医工结合知识结构的建立，注重科学精神和创新能力的培养，注重学生人文素养和批判性思维的养成，引导学生在学习和实践中真正将中医药的理念、方法与其他学科知识、技术相融相通，用与现代生物学相融的语言说明白、讲清楚中医药学中蕴含的深厚的中国古代哲学智慧、科学的健康理念及丰富的实践经验，最终构建起"以我为主"、衷中融西的话语体系，讲好中医药故事，传播好中医药声音。

"说明白、讲清楚"与院校教育互相促进

记者：说明白、讲清楚中医药疗效，对中医药院校教育发展有何积极作用？

余曙光：中医药院校是中医药知识传承、积累、创造与传播的主体，是中医药原始性创新、技术转移和成果转化的重要载体与平台，在中医药传承创新的历史进程中担负着光荣而艰巨的使命，承担着中医药领域人才培养、科学研究、社会服务、文化传承创新、国际交流与合作五大职能，是说明白、讲清楚中医药疗效的重要生力军。

如果我们能说明白、讲清楚中医药疗效，会让中医药院校教育更有"底气"，人才培养更有"志气"，科学研究更有"勇气"，社会服务更有"朝气"，文化传承创新更有"灵气"，国际交流与合作更有"锐气"。

记者：未来，中医药院校可以为说明白、讲清楚中医药疗效提供怎样的平台？

余曙光：为了说明白、讲清楚中医药疗效，中医药院校要强化人才支撑。着力培养能说明白、讲清楚中医药疗效的高素质人才，用对中医药的深刻领悟、深切认同、深入研究和深厚情感讲好中医药故事。要强化创新引领，不断更新说明白、讲清楚中医药疗效的方式方法，面向世界科技前沿，开展跨学科融合研究，用最科学、客观的语言讲明白中医药疗效。要强化转化应用，加强推进中医药科学研究成果的落地应用，让明明白白的中医药道理转化为临床上实实在在的应用和老百姓真真切切的感受。

具体到举措来说，一是建立学术交流平台。中医药院校可以围绕"说明白、讲清楚中医药疗效"，通过学术沙龙、学术研讨会、学术讲座、学术论坛等形式，定期举办跨领域、跨行业、跨区域乃至国际性的学术交流活动，成为新知识的传播地和新思想的策源地。

二是搭建基础支撑平台。高校可以充分发挥学科综合、人才聚集、资源集中等独特优势，以中医药学科建设为依托，整合和配置校内多学科实验平台资源，建立高度集成、开放共享、交叉应用的研究中心和平台，为说明白、讲清楚中医药疗效提供多学科交叉融合的基础条件支撑。同时,以重大项目为纽带,汇聚多学科融合型团队,培养高层次创新型人才,为说明白、讲清楚中医药疗效提供人才智力支撑。

三是打造协同创新平台。高校可以通过打破校校、校所、校企、校地的行政壁垒,整合各方创新资源,建立多领域合作、多学科融合、多团队协同、多技术集成的互补互融关系,打通说明白、讲清楚中医药疗效的上、中、下游之间的创新链条,发挥产学研一体化优势,开展联合科研攻关,建立多方协作的协同创新平台。

2022 年 2 月 21 日

以针灸为代表的体表医学是生物自然选择的终极
生命科学，把针灸治疗疾病的原理和生物学过程
说明白、讲清楚，可以推动针灸学的国际化。

中国针灸学是有
实证依据的科学

记者　王青云

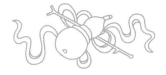

朱　兵　　　中国中医科学院首席研究员，法国巴黎
第六大学生命科学博士。

针灸学作为中医药学的重要组成部分，历经数千年的演变，以其防病治病的显著疗效赢得了人们的普遍赞誉，其科学价值和丰富内涵亦不断被人们揭示。目前，针灸学在科学研究、临床应用、人才培养等方面发展迅速，形成了一套庞大的综合性学科体系。

针灸学中的"穴位""经络"等概念是怎么产生的？现代科学能说明白、讲清楚针灸的疗效吗？该如何推动针灸学走向世界？近日，长期从事针灸效应机制研究的朱兵接受了记者采访。

针灸是中国先贤在临床实践中发现和发明的

记者：针灸学中的"穴位""经络"等概念很有特色，这些概念是怎么产生的？

朱兵：穴位是针灸学的基本科学问题，它的产生和发展经过了漫长的历程，这在《黄帝内经》中是有记载的。但因为当时书写材料稀缺，《黄帝内经》的文字内容高度概括，导致我们难以确切地了解古代先贤发现穴位的完整脉络，不过我们仍然可以从经典文献的字里行间找到一些古人"发现"穴位过程的记录。

《素问·藏气法时论》指出了脏腑发生病变时，体表会出现相应疼痛的现象，这与现代医学所说的"反射性牵涉痛"现象相似。《灵枢·九针十二原》又提到可以通过"司外揣内"，诊察相关腧穴来诊断相应的脏腑疾病。人的机体在病变情况下会牵涉体表特定部位的反应，这是古人形成"腧穴"概念，以及确定腧穴与靶器官联系的重要依据，后来又观察到刺激这些反应区可以有效缓解相应病症。在大量临床实践的基础上，古代先贤总结出腧穴的诊断意义与主治价值，并被越来越多的现代临床研究所证实。

在《黄帝内经》成书的时代，穴位的具体位置还是比较模糊和宽泛的。而到汉代编撰《黄帝明堂经》时，采用了体表解剖标志的描述方法，将腧穴固定在了相对具体精准的位置。由此，穴位的操作更加规范，有利于学习、记忆、教学、传承和应用，也容易取得临床验证。

穴位有了具体的定位，共性穴位群的"类穴"概念就此开始形成，千百年来，不断观察到的有效穴位又构成了逐渐增加的穴位布阵群。随着临床观察记录的穴位越来越多，在躯干四肢形成串状分布，相同功效穴位连线的"经脉线"概念就逐渐形成了。于是，穴位的分类、归纳、系统理论化就成了顺理成章的事。

记者："穴位"概念的产生过程可以说明什么？

朱兵：穴位不是天然存在的，而是机体源于病变导致的体表牵涉性病理性反应，是个体病案体表牵涉部位的定位化和一定范围实践基础上的群体化、标准化、理论化的产物。

可见，针灸是古代先贤在长期的医疗实践中发现和发明的，针灸的基本要素都来自临床实践。在临床实践的不断发展中，人们对针灸学中"穴位""经络"的认知不断深化，因此，我们可以说，针灸学是一门有实证依据的学问。

针灸学与生物进化紧密相关

记者：您首次提出了针灸等体表刺激疗法与生物进化相关，这二者间有什么联系吗？

朱兵：我们知道，生物为了适应生存会不断完善和进化出一套自愈系统。我认为，在施治穴位实施有效的刺激可以进一步激发、促进、增强和加快这种自愈过程。穴位就相当于一张携带"健康信息密码"的"体表地图"，生物的内脏或者更深部的组织与"体表地图"不断交互调控，也就是动态变化的"穴位敏化"，是针灸学的主要特征和精髓。

针灸发展到今天，是人类漫长发展史上生物进化选择和人类智慧的结晶。药物不断更新淘汰，但以针灸为代表的体表医学是生物自然选择的终极生命科学，是永恒的。

记者：这二者间的紧密联系，能为我们说明白、讲清楚针灸疗效提供什么启示？

朱兵：在针灸学里有一句大家熟知的歌赋，"面口合谷收"。为什么治疗口面部疾病要选择合谷穴呢？中医的解释是"经脉联通"，而在脑科学领域，这是有神经科学证据的。

拇指、食指与口面之间存在很长一段距离，但在脑内两者却是相互毗邻的关系。一方发生病变，相毗邻的另外一方的支配神经将发生变化，出现功能重组。如面神经麻痹时，支配拇指、食指（合谷穴区）的脑皮层神经元可以影响支配功能受损的头面部的脑区，针刺合谷穴就可能由此调整口面部的功能状态。广州中医药大学和中国中医科学院针灸研究所在这方面做出了很有成效的研究。

体表刺激能够产生强大的脑和神经调控作用，具有广泛的生物学效应，而常用的刺激方法主要是机械刺激、温度刺激、电刺激等。这些刺激方法和针刺、热灸、电针、按摩、穴位敷贴疗法很相似。

可以说，脑科学的很多研究都涉及体表刺激，神经调控研究取得的研究成果大都可以作为针灸效应发挥的科学基础，只不过研究的侧重点不同而已。所以，中医针灸学贴近现代生命科学和生物医学，能够说明白、讲清楚。

针灸走向世界需要"有理"

记者：2021 年，《自然》杂志刊发了由哈佛大学医学院马秋富团队及复旦大学王彦青、中国中医科学院针灸研究所景向红团队合作开展的研究成果，为针灸穴位相对特异性的存在提供了现代神经解剖学基础，您觉得这对针灸来说有怎样的意义？

朱兵：马秋富是近十年来在美国从事感觉生理学研究成绩斐然的学者，同时又是一位热爱中医的学者，所以他能够在合适的时机、具备合适的条件转换研究方向，联合国内的针灸研究团队开展针灸研究。

我认为这篇文章的刊发是对针灸研究的一次划时代的理论升华，有可能产生一系列的"蝴蝶效应"，就像 20 世纪 70 年代的"针刺麻醉热"一样，形成"针灸研究热"。针灸学是生命科学的一个重要组成部分，针灸学研究要注重同其他学科间的交叉合作，希望有更多的研究者齐心协作，加入针灸原理的科研实践中，说清楚、讲明白中医针灸的科学内涵。

记者：当前，针灸研究发展如何？如何在世界范围内说明白、讲清楚针灸的疗效？

朱兵：中医针灸用了数千年，临床上成功的例子太多，但是严格按照现代科学标准开展临床研究工作是近三十年的事。我国现在很重视开展针灸有效性的多中心、多样本临床观察研究，也取得了一些进展。中国中医科学院、成都中医药大学、华中科技大学等单位对多种针灸有效病种组织联合攻关和开展国际合作，证明针灸疗法在治疗过敏性鼻炎、慢性功能性便秘、女性压力性尿失禁、头痛、功能性消化不良等方面疗效显著，为针灸在世界范围内的传播起到了积极作用。

针灸在世界范围内传播，光临床有效不行，还得"有理"。要把针灸治疗疾病的原理、生物学过程说明白、讲清楚，才能推动针灸学的国际化传播。同时要提高科研水平，不管是临床研究还是基础研究，都要采用更科学、严谨的研究方法来得到学术界的共识。

其中，标准化体系的建立是针灸国际化发展进程中不可或缺的一步。近年来，国家很重视中医药标准化研究，针灸是标准化工作开展较好的领域之一，目前已经颁布的标准很多都是关于针灸的。要制定标准，肯定要和国际社会合作交流，取得共识，这项工作目前已经有序开展。

当前，与国际社会合作开展针灸有效性的多中心临床研究还存在着一些问题。第一，国际上很少有研究团队长期开展针灸研究，大多是把针灸作为中医研究的一部分，属于短期的研究行为。第二，在国内要开展针灸临床研究，要找资质比较好的医疗机构，而国外都是以针灸诊所为主，缺乏研究条件。对此，研究者可以选择与针灸临床做得不错的国家的研究者和研究机构合作。

此外，目前我国已经建立了针灸领域的临床研究注册平台，正在向全世界推广，针灸医生能够在这个平台上相互沟通，积累有效的临床病例，让全球各个国家和地区的针灸医师广泛参与到临床研究中，基于真实世界的数据分析找到针灸的临床治疗规律，共同推动针灸科研的国际化发展。

2022 年 3 月 17 日

经方实用，疗效明显，便于学习推广，经方也最易成药化、产业化，极有可能继针灸国际化之后，带来中医国际化的第二次高潮。

经方是中医药对外传播的有效载体

记者　孙学达

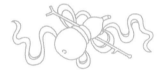

黄　煌　　全国名中医，南京中医药大学国际经方学院院长。

顺利开展中医药和世界医学的对话至少存在着两重障碍，一是古老中医药信息和当代中医药人之间的障碍，二是当代中医药人作为中医药国际化传播者，和世界医学对话过程中存在的障碍。只有跨越这两重障碍，才能更好地向世界说明白、讲清楚中医药疗效。

黄煌多年来致力于将经方（经典方的略称，主要指记载于《伤寒论》《金匮要略》里的方剂）推向国际，通过经方讲好中医故事，为中医药在世界医学舞台上争得话语权。他认为，经方具备的天然特质，以及其在传播过程中形象化的演绎，使其能够跨越以上两重障碍而堪当重任。

经方使中医药古今中外对话难度最小化

记者：阻碍中医药和世界医学对话的现实障碍是什么？经方是如何跨越这些障碍的？

黄煌：中医药走向世界最大的障碍，是文化障碍。对于非中华文化背景的人来说，要理解中医名称术语是非常困难的。记得有位日本朋友曾困惑地问我："健脾、补脾、升脾、益脾、运脾、温脾、清脾、悦脾、醒脾的意义有何不同？如何翻译？"显然，中医名词术语先天的多义性和解释上的模糊性，导致了中医药与世界医学对话的障碍。而经方规范性强，歧义性小，容易实现国际传播。

首先，经方的组成与命名规范严谨。例如，桂枝汤是桂枝、芍药、甘草、生姜、大枣五味药，倘若加饴糖，芍药用量加倍，那就是小建中汤；加黄芪，就是桂枝加黄芪汤；加附子，就是桂枝加附子汤。甚至用量变化，方名也会改变，比如半夏泻心汤与甘草泻心汤均是七味药，因为半夏、甘草的用量有别，方名也不一样。

其次，经方的主治对应性极强，即方证相应。方证，就是使用某方的临床证据。比如，患者的症状表现同样是"烦"，"心中烦，不得卧"是黄连阿胶汤证，"心烦腹满，卧起不安"是栀子厚朴汤证，而"往来寒热、胸胁苦满、默默不欲饮食、心烦喜呕"又是小柴胡汤证。可以说是"一个萝卜一个坑，一首经方一首证"。

记者：您曾经说过，方证相应是一种有别于现代中医学辨证论治的思维方式，这句话如何理解？

黄煌：方证相应是经方使用的原则，也是经方取效的前提。方证相应与辨证论治有以下几点不同：

第一，方证的"证"，是证据，不是病机。桂枝汤证是用桂枝汤的临床证据，与辨证论治的营卫不和、肺脾两虚等概念不同。经方方证形成于长期的人用经验，而非产生于某种理论或学说。

第二，方证以形象为主，强调客观体征。

《伤寒论》中许多条文都是对人的描述，如"默默不欲饮食"描绘了一个郁郁寡欢、意欲低下的人。"按之心下满痛"描绘了一个上腹部胀满疼痛，按压有明显抵抗感或压痛的人。"一身尽重不可转侧"则描绘了一个身体困重，反应迟钝，或肌肉僵硬，步履蹒跚的人。这种方证表述，基于直观而整体的认识。

第三，方证相应是一种极简的中医原创思维，"有是证，用是方"，一步到位，其中没有概念的转换、推理、演绎，没有辨别病因、性质、部位，以及邪正之间的关系等过程。方证相应的目的是尽快解决患者的痛苦，而不是去解释其中的道理，符合医生的终极目标。

可以说，经方命名的规范严谨和方证相应的极简思维这两大天然特质，最小化了当代中医药人和医圣张仲景之间跨越了 1800 多年的对话难度，也为经方走向国际做了最佳的铺垫。

经方的形象化教育让外国人易学易懂

记者：在给外国人讲解经方时有什么困难？如何化解？

黄煌：我强调的经方的形象化教育，是在给外国人讲经方的过程中摸索出来的。

1990 年我在日本进修，多次参加京都大学医学部中医爱好者和开业医生的讨论会。有次我讲桂枝汤时，使出浑身解数也说不清"营卫不和"的道理，望着众人茫然的眼神，我猛然想起当年跟随家乡老中医夏奕钧先生诊病的场景。他经常凝视患者，或摸摸肚子，或看看咽喉，然后说"此人要吃桂枝""此人要吃黄连"之类的话。想到这种思维方式，我摆脱了尴尬。我解释说，不管营卫强弱，不顾阴阳如何，只要看到患者舌质暗淡、皮肤白皙、消瘦、易于出汗，就要用桂枝，这种人就是"桂枝体质"，这种舌象就是"桂枝舌"。这样讲，大家一下就明白了，会场气氛顿时热烈起来。从此，我不讲"为什么"，只讲"是什么"。并提出了"麻黄体质""桂枝体质""干姜舌""附子脉"等特征鲜明、立体形象的名词。

2009 年，我去美国路易斯安那州南部的新奥尔良市讲课，听众和翻译都是美国人。讲课时，尽管我充满激情，但几乎没有听众和我互动，他们似乎难以理解文字层面的讲解。于是，我和翻译合作，将一些方证转为"哑剧"，如"真武汤证"的头晕手抖、四肢沉重疼痛，"大柴胡汤证"的容易发怒、满脸横肉，"五苓散证"的口渴而入水即吐等，用表情及动作渲染讲解。听众看后反响热烈，他们懂了！后来，我还用哑剧考核，让学员表演不同的经方方证，学员传神的表演，让经方的文字"活了"起来。

可以说，在中医药国际化传播的过程中，经方的形象化演绎使古老的经方易学易懂，为外国人搭建了深入认识中医药、理解中医药经典的桥梁。

经方走向世界需要用好"三板斧"

记者：您认为经方向世界讲好中医故事的"方法论"有哪些？

黄煌：经方的国际化推广是需要讲究方法的，简单地把国内的中医教科书翻译过去是不够的，需要用好以下"三板斧"：

一是诠释经典的诊疗思维——方证。方证，就是用方的证据，是安全有效地使用某一方剂的临床证据。一棵草，有证是药物，无证是植物；几味药，有证是方，无证是一堆药。方证相应是经方取效的基本原则，用我家乡的民谚来说就是"方对证，喝口汤，不对证，用船装"。方是钥匙，证是锁眼，一把钥匙开一把锁，一个方对一个证。为此，许多医家都强调方证识别的重要性，胡希恕先生说："方证是辨证的尖端。"刘渡舟先生说："要想穿入《伤寒论》这堵墙，必须从方证的大门而入。"

二是使用看得见摸得着的语言——形象。《伤寒论》的原文古朴但很形象，往往用简洁的语言勾勒出患者的形象，直观性强。如桃核承气汤证的"少腹急结""其人如狂"；大柴胡汤证的"按之心下满痛"等。我们的教学沿用这种方式，尝试用现代语言去解释古代的经典原文，用文学的手法描写患者的音容笑貌，用美术的笔触勾勒患者的曲线形体，尽量用让人产生美感和想象力的语言，以及大家熟悉的俚语、流行词、典故、公众人物等，拉近中医学与听众心理的距离。

三是立足临床设计培养模式——实用。经方是拿来用的，不是拿来说的，因此讲解经方要多讲如何操作，特别是方证如何识别、经方如何应用。"求实用，快上手，以诊室为中心，为临床医生设计培训方案"是传播经方的理念，通俗地讲就是，多讲看得见摸得着的内容，多讲用得上的内容，多讲《伤寒论》《金匮要略》上的内容。

经方或可继针灸后掀起中医国际化的高潮

记者：南京中医药大学成立国际经方学院，是否有向世界推广中医的考虑？在向世界说明白、讲清楚中医药疗效方面是否已有成效？

黄煌：南京中医药大学国际经方学院成立于 2016 年 10 月，其初衷是向全世界推广中医，为我国抢占经方的国际话语权。经方的开发，日本走在了前面，现在日本大约有 150 首制剂可以加入医保，这些配方大部分是经方。从坚守经方初始命名权的角度看，需要打经方牌。目前国外的经方制剂非常多，一手拿银针艾条，一手拿经方颗粒，已经成为国外中医师的常态。为发展我国的经方制剂产业，开拓经方的国际教育市场，也急需打经方牌。另外，经方是中医的临床规范，探索中医教育改革也是办院的初衷。

南京中医药大学国际经方学院的成立是开创性的，工作难度大，工作量也大。难度在于如何介入现有的本科教育体系，如何与现有的脏腑辨证体系并肩而行，更在于如何让经典教育入高校的"上座"。为此，南京中医药大学给国际经方学院的定位是校内教育的"特区"，让我们大胆试验探索。在前几年大办经方培训的基础上，今年将办本科教育的"经方特色班"。

同时，我们正在编写经方方证、经方药证、各科经方、各家经方、经方概论、经方医案等一批教材。

在我看来，经方实用性强，疗效明显；经方规范性强，便于学习推广；经方最易成药化，是我国中医药产业国际化的最佳途径。经方的国际化有助于增强中国文化的国际竞争力，极有可能成为继针灸之后的中医国际化的第二次高潮。国际经方学院未来的方向还是在经方教育体系的建设上，其中经方标准化文件的制定，经方国际化人才队伍的建设是重点。

2022 年 3 月 24 日

有机融合中医整体"调态"理念与西医精准"打靶"策略，有效弥补中医"刻"强"轴"弱、"个"强"群"弱、"态"强"靶"弱的不足，构建融古汇今、衷中融西的新型中医诊疗体系。

态靶辨治，汇通
中西医构建新医学

记者　徐婧

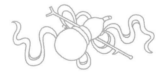

仝小林　　　中国科学院院士，中医内科学家，中国中医科学院首席研究员。

　　自西医传入我国以来，中西医之间的关系就成了学术界乃至全社会关注的话题。全社会能达成共识的是，无论是中医还是西医，疗效才是医学最本源的生命力。

　　21世纪以来，人口老龄化加速发展，疾病谱发生巨大改变，人们的健康需求不断升级……这些为医学发展带来新挑战。在现代科技背景下，用科学语言说明白、讲清楚中医药的机理和疗效，重新认识中西医之间的关系，也成为中医药人必须思考的课题。就此，记者专访了中国科学院院士仝小林。

时代发展为中西医学带来挑战

记者：时代发展对医学发展带来了哪些挑战？

仝小林：随着老龄化社会的到来，老年病、慢性病、多系统代谢病、心因性疾病、医源性和药源性疾病、新发突发重大传染病这六大类疾病成为当今社会的主流疾病。在面对这些多病因、复杂病因、不明病因类疾病时，现代医学遇到了诸多瓶颈。如何整体认识患病的人？如何整体治疗复杂病因（多靶点）、不明原因（未知靶点）类疾病，特别是老年病和慢性病？面对这些问题，现代医学从理论到实践，可以说都还准备不足。

　　随着现代医学对疾病认识的微观化，中医学界（包括患者）不再单纯以症状和体征的改善作为疗效的标准，还会关注微观指标的改善、长期预后等问题。很多患者在疾病早期，仅有异常的理化指标，无异常的症状和体征，这常让中医陷入无证可辨、无症可参的境地。古代的本草医书，也没有哪一本告诉我们，该怎么去调治这些微观指标。因此，如何阐释中医药的科学内涵，如何治疗理化指标的异常，如何改善患者的长期预后等问题，同样是中医人需要思考和迎接的挑战。

记者：在这一背景下，想要说明白、讲清楚中医药疗效，需要克服哪些短板？

仝小林：中医治病讲究天人相应的整体观，擅长"调态"，即从宏观入手，通过取类比象、司外揣内等方法，判断疾病的状态。进而用药物之偏性调整机体之偏态，改善疾病发生发展的内环境，充分调动机体的自我修复能力，从而达到治疗疾病的目的。中医在"调态"方面的优势决定了它在治疗复杂病因疾病、不明病因疾病、新发突发传染病时，往往有整体扭转、先发制人的优势，中医药在新型冠状病毒感染疫情中的运用就是很好的证明。但基于整体观的传统中医，也存在以下三点不足：

首先是"刻"强而"轴"弱。传统"调态"更多关注疾病的刻下症（就诊时的"四诊"表现），而缺乏对疾病全过程的把握。这是因为受历史条件的限制，古代中医多为个体行医，进而缺乏对疾病全周期的系统观察，尤其是对慢病。

其次是"个"强而"群"弱。中医"调态"讲求辨证论治、一人一方的个体化治疗，缺乏对群体化治疗措施的研究，这造成中医对疾病共性规律的把握明显不足。近现代的专病分科，使中医具备了研究群体化治疗措施的条件。

最后是"态"强而"靶"弱。"态"即传统中医的"调态"理念，"靶"分"病靶""症靶"和"标靶"。"病靶"指直接针对疾病本身的治疗，"症靶"指针对症状或体征的治疗，"标靶"则指针对现代医学理化指标的治疗。对于"症靶"来说，中医传统文献，包括现代名老中医经验，皆有许多值得借鉴的内容。而"标靶"是现代中医的短板，比如什么药能降转氨酶，什么药能降尿蛋白，什么药能降肌酐，什么药能降压、降糖、降尿酸等，古人没有研究过，也没有记载，因而"标靶"是当代中医必须直面的问题。

记者：了解这些短板后，应该如何说明白、讲清楚中医药疗效？

仝小林：疗效是中医的生命，如何提高临床疗效是中医人不懈的追求和使命。辨证论治是中医重要的辨治模式和遣药依据，是中医个体化治疗的集中体现。辨证论治的个体化治疗，一方面是对患者的个体化辨证施治，体现了因人而异的特点，这是中医的优势所在，必须肯定和发扬；另一方面，不同医生对"证"的认识，往往是基于个人经验所做出的理解和判断，因而具有差异性和模糊性，这导致中医的疗效难以稳定、无法固化，诊疗经验不易传承。

从历史发展的角度看，中医从形成之初，历经几千年的演变，其临床辨治模式和遣药依据均随着医学理论的提升而不断地丰富和发展。在现代科技背景下，西医的发展也给中医带来了很多启示，西医有诸多优势值得中医借鉴和融通，如西医对疾病的精确诊断，以及精准治疗、群体治疗、疗效的可重复性等。因此，中医要在系统总结传统辨治模式的基础上，融汇现代医学的优势，以现代科学技术为助力，由各学科专家共同参与，通过重新梳理临床诊疗策略，来构建一种根植于传统中医，同时可以弥补传统中医短板的新型中医诊疗体系。这是中西医融合发展的必由之路，也是中医临床的迫切需求。因此，要说明白、讲清楚中医药疗效，应当重新构建中医诊疗体系。

汇通中西医，诞生"态靶辨治"体系

记者：如何构建这种新的诊疗体系呢？

仝小林：经过半个多世纪的探索，中西医结合领域出现了"病证结合"和"宏观辨证与微观辨证结合"这两种意义深远的思维模式，被广泛应用于中医临床与科学研究。如何有机融合西医的"病"和中医的"证"，如何融合"宏观"与"微观"，长期以来一直是中医和中西医结合工作者研究的重点问题。

尊重中医的原创思维，又最大限度地结合现代医学和现代中药学研究成果。在此基础上，一种旨在沟通宏观与微观辨治和汇通中西医学的中医临床辨治新模式——"态靶辨治"应运而生。

记者：什么是"态靶辨治"体系？能否结合具体治疗解释一下？

仝小林：传统中医与现代医学是各具特色的医学体系。近年来，社会的变迁、疾病谱的巨变，以及科学技术的发展，催生了以"态靶辨治"为核心的中西医融合医学创新体系。

"态靶辨治"体系覆盖中医的"诊断、用

药、剂量"三个核心环节，融汇了病证结合、宏观与微观结合、中药量效关系研究等新颖思路，使中西医的特色优势得以互补。目前，其在糖尿病、高血压等常见病、多发病领域已经获得验证。以高血压为例，有一类高血压患者脸红、手红、眼红、便干、口干，中医辨证（态）为肝火炽盛。治疗时，泻肝火即调态之治，降血压即打靶之治。选择什么中药可以既调态又打靶呢？结合现代中药药理研究成果，发现清热泻火类中药黄芩、夏枯草、钩藤等，既可以降压，又可以清泻肝火，这就是针对该类患者的"态靶"同调药。

记者："态靶辨治"体系解决了哪些问题？有哪些创新之处？

仝小林："态靶辨治"是对中医诊疗体系的一次全面创新，其既保留了传统中医的"调态"理论，亦充分融合了现代医学对疾病的系统认知和精准治疗策略。其创新点主要体现在以下三个方面：

一为诊断之创新，该体系提倡以"核心病机–分类分期分证"为框架的"病证结合"模式，即结合现代医学对疾病的诊断和认知，从中医视角重新审视疾病发生、发展及转归的完整过程，从而为关注刻下的辨证论治引入动态时间的属性。

二为用药之创新，提出基于宏观态（证）与微观靶相结合的"态靶结合"用药模式，让现代中药药理研究成果回归到临床中，使中医在降糖、降压、调脂、降尿酸、降尿蛋白、降肌酐、降转氨酶等调整指标方面取得突破。

三为剂量之创新，通过构建方药量效理论框架，明确临床方药应用中的剂量疗效关系，为中药的合理用量提供了科学依据。

"态靶辨治"模式，有机融合了传统中医的"调态"理念与现代医学的精准"打靶"策略，进而可以有效弥补中医"刻"强"轴"弱、"个"强"群"弱、"态"强"靶"弱的不足，推动中药在打靶和用量方面的精准化研究，拓宽中医对现代疾病的认识，为"治未病"的落地提供理论支撑。另外，表型组学研究是现代医学用来整合微观和宏观的抓手，这是揭示中医"态"科学内涵的有效研究方法，表型组学的研究成果亦可以为"态靶辨治"体系所充分应用。反过来，中医在"调态"方面积累的宝贵经验，也可以用来解决现代表型组学在研究中遇到和发现的问题。

总之，"态靶辨治"是一种融古汇今、衷

中融西的新型中医诊疗体系，其在中医逻辑上是自洽的，符合传统中医的理念，同时融合了现代医学在认识和诊疗疾病方面的优势。因此，该模式充分体现了中西医汇通之"师古而不泥古，参西而不背中"的原则，是中西医融合的未来发展之路。

中西医相向而行形成未来新医学

记者：总的来看，您认为未来医学的发展方向是什么？

仝小林：我认为当前医学发展存在着一种大趋势，就是现代医学从微观走向宏观，比如系统生物学、整合医学的兴起。而中医从宏观走向微观，比如证候本质研究、病证结合研究、宏观与微观结合研究、态靶辨治研究等。

在调治理化指标等方面，中医需要"打靶"。在诊疗老年病、慢性病、新发传染病等方面，西医需要"调态"。这样的趋势表明，中西医正在相向而行。

他山之石，可以攻玉；自山之宝，远未枯竭。目前，中医药发展迎来新的历史时期，必须勇于打开疆界，积极汲取现代科学成果，在继承优秀传统医学基础上，构建新的医学体系。

另外，中国医疗的历史和环境决定了中国

必将是新医学的发源地和诞生地。这体现在四个方面：一是中国医生骨子里的中国文化基因；二是中医几千年的医疗实践和近百年的中西医碰撞，以及超过一个甲子的中西医结合研究；三是中医分科及中西医诊疗的相互渗透；四是基于现代药理学研究方法的现代中药学研究体系的形成。

"以中为本、西为中用"和"以西为本、中为西用"是当前中西医结合的两支队伍，前者落脚点是发展中医，后者的落脚点是发展西医，但殊途同归。我相信，中国新医学的诞生指日可待。

2022 年 4 月 11 日

说明白、讲清楚中医药疗效的难点在于中医之"黑箱"思维与西医之"白箱"思维完全不同。如何解决这一难题？中医应努力使"黑箱"变白一点，拿出更多科学证据；西医则应尊重并接受中医部分"黑箱"存在，鼓励建立符合中医药特点的评价体系。

中西医相向而行是讲清中医疗效的关键

记者　张梦雪

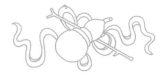

汤钊猷　　　中国工程院院士，肿瘤外科学家，复旦大学（中山医院）肝癌研究所名誉所长。

"我这个主张手术治疗急性阑尾炎的外科医生，竟然亲历了针灸治好儿子、妻子和母亲的急性阑尾炎病例。特别是91岁母亲患了急性阑尾炎穿孔导致弥漫性腹膜炎，仅用针灸合并1/4量的抗菌药物治疗9天而愈，直到她96岁去世未再复发。"汤钊猷作为一位擅长外科的西医肿瘤专家，不仅常用中医药解决家人健康问题，还在工作实践中积极探索中医药的临床价值和科学内涵。

在这位西医院士眼中，中医药有着怎样的价值？中医的科学性体现在哪儿？说明白、讲清楚中医药疗效有何难点，怎样解决？中国医学的未来发展之路应怎么走？记者就这些问题专访了汤钊猷。

中医药确切疗效背后有深刻的科学道理

记者：作为一位西医院士，您怎样看待中医药疗效和价值？

汤钊猷：我和老伴李其松都是上海第一医学院（现复旦大学上海医学院）科班毕业的西医大夫，但我们与中医的缘分很深。老伴曾在上海中医药大学"西学中"研究班系统学习中医，有一定的中医功底，还做过许多中医相关科研项目。我和老伴相伴59年，目睹她用针灸、中药治好了很多疑难杂症患者。受她影响，我在肿瘤治疗实践中，常借鉴中医理念和方法，取得了一定成效。我还亲自做过针灸治疗急性阑尾炎的临床研究、原发性肝癌中医辨证分型与临床因素的联系研究、中药复方"松友饮"

机制研究等科研。这些经历都让我深切感受到中医药的重要价值。

举个例子。2010 年，我的兄长因脑梗合并肺炎急诊住院，医生建议气管切开。当时，老伴提议试一下中药，她之前曾用中药使我的岳母免于气管切开。她说依据中医理论的"肺与大肠相表里"，肺部的痰可因大便排出次数增多而减少（这是西医很难理解的，因为在解剖结构上，肺与大肠互不相通）。家兄服中药的第二天，大便了三四次后，痰明显减少，他也免受气管切开之苦。

通过这件事我思考：气管切开虽能解决一时的痰堵塞问题，却容易增加新感染的可能性，也会给患者带来精神压力。相比之下，中药的优势非常明显，能使部分患者免受气管切开之苦，算是肺炎治疗的很大进展。

类似的临床病例很多，虽然都是个案，难以被循证医学所承认，但必然常寓于偶然中。透过这些病例可以看出，中医药的临床价值很高，也说明中医理论一定有深刻的科学道理，像"肺与大肠相表里"这样的理论就蕴含着古人深邃的智慧，对解决很多临床难题、推动医学进步有非常重要的意义。

记者：请您结合临床实践，谈谈中医药疗效为何经常被西医质疑？

汤钊猷：东西方医学都源于实践。西医在显微镜发明后，逐渐从宏观走向微观，尤其是分子生物学出现后，更是在微观方面发展突飞猛进。西医治病常常聚焦"病"的局部，难免忽视了患者是有情感、有思维、有社会属性的人。而中医几千年来的实践及其凝练出的中医理论始终没有离开宏观，所以中医更关注"患者"这个整体。由于发展路径、看待问题的思路方法不同，所以中西医对疗效评价的标准有很大差异。

拿癌症治疗来说，西医关注局部，认为肿瘤大小是判断药物是否有效的标准，以此来筛选抗癌中药，几十年来只筛选出莪术（含榄香烯）等少数几种中药，所以西医很容易认为中药抗癌的价值不过寥寥。其实中医关注整体，其治疗癌症的最大优势并不是使肿瘤缩小，而是通过整体调节，提升患者的精、气、神，患者的生活质量提高了，即使带瘤生存，中医也认为有效。若不认可中医标准，仅凭西医标准衡量，则很容易认为中医药无效或效果不明显。

西医对人类确有很大贡献，但西医标准并非一定是"金标准"。我曾见过有的患者放化疗后肿瘤完全消失，却在 3 个月后因全身广泛癌转移而去世；我也曾见过有的患者接受中医治疗后，肿瘤没有缩小，却带瘤生存了很多年。我曾对一些手术后的肝癌患者用调补类中药巩固治疗，他们中的大多数病情比较稳定，较少发生复发与转移，这说明中医药治疗癌症的思路很有价值。

所以，中医药疗效受西医质疑，是因为中西医在诊疗思路、疗效评价等方面存在差异，中医药内涵无法被所有西医医生所理解，这不代表中医药不科学。

以广义科学观认识中医的科学性

记者：您和您的夫人在说明白、讲清楚中医药疗效方面做过哪些工作？您认为中医的科学性体现在哪儿？

汤钊猷：用现代科学来阐明中医药疗效，一直是我和老伴很感兴趣的领域。老伴有一项代表性成果——阳虚、阴虚对针刺镇痛的影响及其本质探讨，揭示了阳虚者的针刺镇痛效应优于阴虚者，并发现其原因是阳虚者的自主神经中枢活动以抑制占优势，对痛刺激反应小，所以更易被针刺治疗调整，阴虚者则相反。这一成果不仅揭示了针刺镇痛的重要规律，还引出一个值得现代医学关注的领域——通过调节自主神经来治病。

我也一直试图用循证医学、分子生物学等现代科学手段探索中医药疗效背后的科学道理及规律。如通过肝癌中医辨证论治与中药合并化疗的随机对照研究，证明了"有经验的中医辨证论治"比"中医非辨证论治 + 化疗"更有效。还有对中药复方松友饮（含黄芪、丹参、枸杞子、鳖甲、山楂）延长人肝癌裸鼠模型生存期及其机制的研究，明确了松友饮具有"改造"癌细胞、改善炎性和缺氧微环境、提高机体免疫力等抗癌价值。

这些研究在一定程度上证明了中医药的科学性。但中医学中还有很多概念、治法、思路无法被现代科学阐释得非常透彻，如藏象、经络、五行，以及培土生金法、甘温除热法等，但这不代表中医不科学。

科学观有狭义与广义之分，狭义科学观与局部、静止的哲学思维相联系；而广义科学观则建立在整体、动态的哲学思维之上。评价中医不科学者往往是以狭义科学观来衡量中医的，认为只要不符合西方医学体系和标准的，就是不科学的，这是犯了以偏概全的错误。中医的科学性正体现在其整体、宏观、动态的思维理念及确切的临床疗效上。比如，面对新型冠状病毒感染，在针对性抗病毒西药和疫苗一时跟不上时，中医在整体、宏观、动态思维理念的指导下，取得了显著疗效。以广义科学观来评价，中医的科学性毋庸置疑，因为在整体、动态的哲学视角下，不仅杀灭病毒的西医治疗是科学的，通过调控机体增强抗病能力的中医治疗也同样是科学的。

中西医相向而行是阐明疗效机制的关键

记者：您认为说明白、讲清楚中医药疗效的最大难点是什么？应该怎样解决？

汤钊猷：中西医研究问题的方式不同。中医善用"黑箱"研究法，即注重实践有效而允许机制模糊；包括西医在内的现代科学常用"白箱"研究法，即弄清机制再实践。这种不同造成了现代科学方法与中医药不天然匹配，这是说明白、讲清楚中医药疗效的最大难点。

不天然匹配的根源是中西医哲学基础不同。中医学植根于以易、道、阴阳为基础的中华传统哲学，强调整体观，关注动态，重视实效。而包括西医在内的现代科学则是西方哲学的产物，强调局部观，关注静态，重视机制、实（试）验及实（试）验结果的归纳。所以，现代科学与中医学在思维、方法、语言等方面存在隔阂。

实际上，我在科研实践中，也没有完全解决这一难题，我采用了规避问题的方式，比如我研究的中药复方松友饮组成比较简单，只包含5种中药，在研究过程中也没有涉及随证加减，这都为实验研究提供了便利。但在真实世界中，中药组方可大可小，千变万化，目前的科研现实很难模拟中医药诊疗的实际情况。

我曾深入思考过如何从根本上解决这一难题，我认为应推动中西医相向而行，即中医努力使"黑箱"变"白"一点，为其疗效提供更多严谨、标准的科学证据；包括西医在内的现代科学界则应充分尊重并接受中医部分"黑箱"存在，鼓励建立符合中医药特点的评价体系。

首先，尽力用现代科学方法将中医学的核心精髓和疗效优势清晰地表述出来。其实，很多疗效确切的中医疗法，其机制不明晰只是一时的。比如，老伴用针灸为家人治阑尾炎时，其机制完全是"黑箱"。但随着科技发展，2021年，《自然》杂志刊登了美国哈佛大学与复旦大学等合作的研究成果——电针刺激鼠足三里可激活迷走神经-肾上腺抗炎通路，提示这种疗法确有科学基础，"黑箱"也在逐渐变"白"。

因此，我们要借助现代科技力量阐释中医药疗效机制。对辨证论治等复杂问题，要充分利用大数据、机器学习等前沿科技进行探索、解析。比如建立中医模型，以中医经典理论模型为起点，同时纳入经验数据库及试验数据以训练机器学习。经验数据为中医经典文献病历数据，试验数据为现实控制病历数据，数据包括了检测数据、辨证/辨病数据及治疗数据。通过两组数据的学习及交叉比对，可对中医经典理论模型进行验证修订，并设法找出与现代检测手段数据的关联性。同时，在中医经典模型间建立关联，以建立统一拓展的中医模型。强调中医模型的"黑箱"属性及辨证论治的整体性不变，同时借助日益提高的检测手段检测数据的关联性，使中医治疗逐步"白箱"化。

其次，西医乃至现代科学界也应认识到，"黑箱"研究法是中医学的核心精髓——意象思维的产物，应尊重这种思维方式，接受部分"黑箱"存在，探索建立符合中医药特点的评价体系。比如，用化学分析法研究复杂的中药复方，往往只能弄清部分机制，如果因此就否认其疗效或限制其推广，那将是医学界的损失；

如果秉持尊重原则，引入源自实践的人用经验来研究、开发、推广中药，将大大增强中医药造福人民的能力。目前，人用经验逐渐被纳入中药疗效评价体系，这是建立符合中医药特点的评价体系的典型举措。

让东西方文化在医学领域实现互补

记者：说明白、讲清楚中医药疗效，对贯彻落实中西医并重、中西医结合的方针政策有什么意义？中国医学的未来发展之路应怎么走？

汤钊猷：党和国家提倡中西医并重、中西医结合，目的是取得更优的临床疗效，更好地为人民健康服务。但中西医并重、中西医结合并非简单地中西医并用，而是中医、西医协调互补达到最佳状态，其前提就是说明白、讲清楚中西医各自的疗效机制。

比如治疗癌症，化疗后加用中药，一定能起到叠加效应吗？我曾见过，化疗后的肝癌患者服用大量清热解毒中药后，不久便出现口干、汗出、夜不能寐及出血等不良反应，有的患者甚至很快离世。这既不是中医的问题，也不是西医的问题，而是疗效机制不明之故。化疗本身就有创伤性，与中医攻法效应类似，而治疗癌症应攻补兼施，化疗后应采用补法，即用类似免疫治疗的方法来增强患者体质。清热解毒也是攻法，与免疫疗法不是一种作用机制，单独用来治疗癌症没问题，但不适宜化疗后患者。有研究表明，具有补益气血、养阴柔肝作用的松友饮可增强机体免疫力，适宜化疗后患者。实践也证明了，松友饮的确可以改善化疗后肝癌患者的预后。

由此可见，说明白、讲清楚疗效机制，才能保证中西医有效配合、互补，而源自"白箱"思维的西医治疗机制一般比较清晰，所以阐明中医药疗效非常重要，这有助于中西医并重、中西医结合方针政策更好地落地显效。

中西医各有所长，中西医结合是医学发展的大趋势，我建议在中西医结合的基础上创立中国特色新医学，具体来说，分以下两步走。

第一，要西为中用，力求超越。引进包括西医学在内的现代科技，实现西为中用，是中国实现自强的必经之路。在未来较长时间内，西医学仍会是我国医学主流，但引进来不代表亦步亦趋地模仿，中国医学要找到自己的特色，必须运用中国思维去质疑西方，做到超越。我们要认识到，西医学固然发展得非常辉煌，但也存在将治病看作修理机器、过度诊疗等问题，而中医学的整体观、扶正祛邪、疏堵结合等理念恰好可以弥补西医学的不足。其实，这类有价值的思想不仅体现在中医理论中，也体现在孕育了中医学的中华传统文化中，比如《孙子兵法》中的"不战而屈人之兵"等思想对医学发展很有启迪。所以，我建议加强"西学中"的"中"是一语双关，不仅指中医，也指中华传统文化。

第二，汲取中西医精华，推动中西医协调互补。中国新医学应集中西医各自所长，目前国内西医占优势，那么支持中医发展就成了重要环节。我认为中医精华可能是赋予中国新医学中国特色的关键。挖掘中医药智慧要凝聚强大的合力，让有深厚功底的中医专家将其中的精髓凝练出来，再让精通中医药的医学专家去深入研究。这些工作需要既懂西医，又懂中医，还懂前沿科技的人才，所以加强培养"西学中"人才、引进交叉学科人才都是必不可少的举措。需要强调的是，在中西医结合的路上，千万不能犯"废医存药"的错误，因为中医学最核心的精华正在于其理论内涵，中医的"从实践到理论"与西医的"从理论到实践"同样有价值。我们要学会两条腿走路，集东西方智慧之所长，走出中国特色的医学发展之路。

2022 年 4 月 20 日

说明白、讲清楚中医药疗效的背后，反映了中西方哲学的一种交融碰撞。只有明了了中西哲学思维的差异，才能深刻理解中西医何以不同，其中，中医哲学任莫大焉。

中医哲学是
能说明白的科学哲学

记者　徐婧

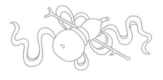

刘长林　中国社会科学院哲学研究所研究员，著有《中国象科学观》。

　　中医的基本理论以哲学为基础，借用中国传统学术的类比思维、辩证思维、整体观念，以阴阳、五行、元气等来解释人与自然的关系和人体内部脏腑之间的关系，阐明有关人体疾病的病理、诊断、预防、治疗等问题，指导临床实践。

　　从哲学角度，如何看待中医药疗效？中华传统哲学中有没有能够产生科学的认识论？中西医学之间如何在哲学层面进行沟通对话？针对这些问题，记者专访了中国社会科学院哲学研究所研究员刘长林。

中西医反映了中西方哲学思维的差异

记者：从哲学角度，如何理解中西医的差别？中医与哲学之间有什么样的联系？

刘长林：中医以天人合一的观点看世界，故中医学所揭示的是人身在日常生命过程中呈现的自然整体层面的规律。

凡是接触过中医基础理论的人都会发现，中医学有很强的哲学性。其实，任何一门具体科学，都必与某种哲学发生一定的联系。无论是西方还是中方，一切具体科学都会在认识取向和认识方法上受到某种哲学的决定和影响。哲学观点不同，其对科学发生作用的形式和产生的效果就会有所不同。

那么，为什么中医学显得哲学性特别强呢？这主要是因为中医学属于自然整体层面的科学，而西医学及众多西方其他科学学科，则属于还原论性质的科学。中医学作为自然整体层面的科学，它要求将人之生命个体放在天地万物自然状态的全部关系之中，从天地整体的角度来观察和揭示个体（人）生命过程的规律。而哲学是研究天地万物最具普遍性的原因和法则的学问，所以中华传统哲学的一些重要成果正好可以作为中医学研究人之生命过程的依据。这就使中医学与中华传统哲学建立了特别直观的连接关系。事实上，中医学走自然整体科学之路，也正是由中华传统哲学思维方式决定的。

　　而西医学及其他还原论科学，为说明研究对象的本质和特点，依照还原论的理论偏重于划清事物与事物、领域与领域的界限。还原论强调，整体由组成部分构成，组成部分决定整体。为了弄清事物的本质，就必须先弄清构成该事物的部分。这样的认识路线决定了西医学及其他还原论科学总是主要向本学科所研究对象的内部用力，越是向前发展，其学科领域的界限就越严格、越收紧。因此，还原论科学虽然与相关的哲学总会保持必不可少的关系，但各行其是，界限分明。事实上，西医学及其他还原论科学具有上述取向，也正是由它们所选择的西方传统哲学思维方式决定的。

中医学与中华传统哲学在一些内容上尽管有叠加关系，但今天的中医学早已是一门成熟的具体科学，即人的医学，而不是哲学。中医学的特定目的和任务是揭示人之生命的特殊规律，以维护和恢复人身的健康。中医学的核心内容关于个体（人）生、老、病、死的过程。中医学与中华传统哲学相叠加的内容，也都是为了实现上述目的和任务。中华传统哲学的目标，是建立体现中华文化特色的世界观和方法论。可见，笼统地称业已成熟的中医学为哲学，可能会曲解中医与哲学的关系而造成混乱。

记者：中西医不同的背后是否反映了中西方哲学思维的差异？您能具体谈一谈吗？

刘长林：中西医不同的背后，的确反映了中西方哲学思维的差异，我想主要可归纳为四个方面：

第一，中西方对时空的选择不同。

中华传统文化以时间为本位，以空间为从属，从时间的角度看待空间和万物的存在；西方传统文化以空间为本位，以时间为从属，从空间的角度看待时间和万物的存在。由此，西方文化的主流以空间为主，中华传统文化的主流以时间为主。这种时空偏向在科学、人文、审美诸领域，皆有实证。

第二，时空选择的不同，决定了中西方采取不同的主客关系。而主客关系是决定如何认识世界、如何对待天地万物的出发点。

中华传统文化以时间为本位，时间体现为天地万物的过程。时间的特性是持续和变易。时间一维，不可回逆，不可分割，不可占有，只能共享，不能分享。在时间的范畴内，主体与客体之间显示统一与平等的关系。故中华传统文化主张天人合一，因顺大化，在大化流行的过程中认识世界，调控万物，在尊重天地万物本性的前提下，为实现天地万物共存、共荣、共享而从事一切可能的发明创造。这就是老子所谓的"道法自然"和"无为而无不为"。《黄帝内经》则以"顺"为一切治事的基本原则。

这样的主客关系要求认识主体在认识过程中不做预设，不干预、切割、控制客体，完全尊重事物本来的生存状态，然后观察其自然而然的变化，找出其自然变化的法则。中医的许多理论，就是用这样的方法概括出来的。

西方传统文化以空间为本位，空间一般体现为事物之形体，也称"实体"。空间的特性是并立和广延。空间可以切割、占有，只能分享，不能共享。而且，只有在切割和分解中，才能显示空间的属性。在空间范畴内，主体与客体之间显示差别和排斥，这决定了西方传统文化的主客关系采取相互排斥的"对立"形式，强调主体对客体可以占有和宰制。这就决定了西方传统文化在认识过程中，主要采取抽象方法、分析方法、公理演绎方法及限定边界条件的实验等方法，对客体实行预设、定格、抽取和控制。其所形成的概念和理论，不可避免地要割断对象的整体联系和流动过程，因而必定会去寻找事物相对稳定的内在联系。

第三，基于以上，就使中西方在认识过程中对"现象"持不同的态度。

中方遵循"法自然"的原则，尊重和不干预认识客体，其面对的就是现象。顺遂事物的自然变化，来认识事物的运动规律，就不能破坏现象，而且认识的就是现象本身，就是要把握事物现象层面的规律。

《周易·系辞》说，圣人"观象于天""立象以尽意"。《黄帝内经》有"阴阳应象大论"。其所说的"象"，就是现象，就是主张观物取象，并以象的形式或意象性概念来概括和表述现象层面的规律。中医辨证之"证"，正是人身生命自然所呈之"象"。

这里所说的现象，是指事物在自然状态下运动变化的呈现。从内涵上说，现象是事物自然整体功能、信息和各种关系的表现。从状态上说，现象是一个过程，是事物错综杂陈的自然整体联系，充满变易、随机和偶然。可见，现象是事物的自然整体层面的表现。

空间可以分割，而且只有分割，才能显示空间的特性。采取主客对立的方式，把对象首先看作一个空间的存在，事物作为整体是由部分组成的，事物的部分决定事物的整体。因此，认识事物就会以分解、还原为基本方法，这必然会主张透过现象寻找本质。所谓透过现象，就是排除和避开现象中纷繁杂乱的随机偶然的联系，从中提取出某些人们关注的要素，在预设或加以控制的条件下研究它们之间的因果必然性。

在自然科学领域，所谓事物之稳定的内在联系，大多表现为构成事物的物质实体和物质实体之间的关系。所以，沿着主客对立的认识路线前进，势必要走向还原论，将整体还原为部分，而认识的重心在于把握运动着的物质和物质如何运动。这样无疑能够取得相当的认识效果，但这样做的结果，会把丰富、生动和个别的各种不稳定联系，以及与认识主体的联系，即现象丢失了。这正是西方传统认识的特点。

第四，中西方传统哲学关于世界本原的看法不同。

中华传统哲学主流认为世界本原是元气。西方传统哲学主流认为世界本原是实体，其中相当多的人认为是物质实体。本原被认为是一切存在和运动变化的最终根据。

元气与物质有本质差别，元气是在以时为正、天人合一观念指导下的重大发现。其根本特性有二：一是无形，"细无内，大无外"，属无限性存在，其存在的特征在于气化。二是元气有特殊的灵性功能，与天人合一的道德精神相合，能够与人的意念连通。

物质实体的根本特性是广延，故物质有形，属有限性存在。物质与能量可以相互转化，但二者不能（至今未发现）直接与人的意念连通。

我认为，以上四个方面是中西方哲学思维的主要差异。之所以形成中西医两个不同的医学体系，其思维理论根源就在于此。

中华传统文化中没有科学的看法是一种误判

记者：中西方哲学有何相通之处？反映在中西医学上有什么特点？

刘长林：我认为，总体看，中西方传统文化，包括哲学，是对称互补的关系，中方偏阴性，西方偏阳性，二者既有本质差异，也有相通之处。就哲学而言，中西方传统哲学都有自己的一套相对完整的世界观本原论和方法学认识论，都能对认识世界、发现客观规律起决定方向和选择层面的导引作用。

近百年来，学界一种颇具影响的观点认为，中华传统哲学只重视人自身的道德修养，而缺乏甚至没有发现客观规律的认识论，所以中华传统文化中没有科学。这种看法是对中华文化和人类科学的严重误判。他们强调但曲解了中西方哲学的差异，以致没能看到二者的相通之处。同时，他们也没能正确理解文化及科学的多元性。

医学研究如何治疗疾病，如何恢复和保持人的健康。而人的身体与生命是极端高级、极端复杂而又神奇的存在，所以研究医学的方法必须十分精妙。这种高难度的认识活动，势必要求医学科学及其选择的哲学充分发挥和展现自身的作用与功能。因此，无论是西医哲学，还是中医哲学，都鲜明地相对全面地显示出对应的哲学认识论的特点、长处与短处。

记者：要向世界说明白、讲清楚中医药疗效，是否需要进行中西方哲学的对话？或者说是否需要向世界传播中国哲学思维？

刘长林：是，而且很有必要。唯有准确、深刻地做好中西方哲学对话，才能明了中医学在人类医学及整个科学领域中的特殊位置与价值，在本质上划清中医学与西医学的理论分界，领悟中医学未来发展的大方向，才能理解并处理好中医学与西医学及其他西方现代科学的关系。并且，中医药的价值，不限于"疗效"，除"治未病"以外，还有很多其他方面的价值。说明白、讲清楚中医药疗效的背后实际上反映了中西方哲学的一种交融碰撞。

说明白、讲清楚需将哲学与中医基础理论结合

记者：您认为进行中西方哲学对话的难点在哪里？如何克服？

刘长林：这里要讨论的哲学对话，仅限于哲学认识论方面的对话。

我认为，从理论上分析，难点在于承认世界存在的无限性、复杂性决定了存在不仅有不同领域，而且有不同层面（维度）。不同领域决定了科学须分科目，如物理、化学、生物等，

而不同层面（维度）决定了科学是多元的，如以物质实体为本位的科学，以自然整体所呈现象（本质是元气）为本位的科学等。所以在概念上要把科学与科学形态分开。科学的定义，是发现存在之规律的认识活动和认识结果。不能将科学归结为对某一层面（维度）存在的认识活动和认识结果。承认了科学多元，才能进一步看清中华传统文化中有不同于西方的特殊的科技史，以及不同于西方的哲学认识论。

从研究工作上考虑，在哲学认识论上进行中西方对话，无疑需要学者做中西跨界研究。我认为，这需要将中华传统哲学与中医基础理论结合起来加以研究，这是真正弄懂中华传统哲学认识论的必经之路和关键所在。

记者：您能从哲学角度对"说明白、讲清楚中医药疗效"提一些自己的建议吗？

刘长林：希望专事中医药的有关方面和个人，把哲学及其与中医的关系列为不可或缺的必修科目。

2022 年 5 月 16 日

中医治疗有特色，但特色不等于优势，形成优势还需获取足够的疗效证据，"说明白、讲清楚"中医优势病种将启迪世界医学界，使其认识到解决医学难题还有源自中国的另一种智慧。

中医优势病种为中医走向世界开路

记者 张梦雪

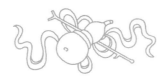

唐旭东

中国中医科学院原副院长，中国中医科学院西苑医院脾胃病研究所所长，中药临床疗效与安全性评价国家工程研究中心主任。

疗效，是中医药传承千年并活跃至今的根本！尽管目前西医占据医学主流地位，但在某些疾病的诊疗中，中医药仍发挥着不可替代的作用，那些最能体现中医药疗效价值的疾病被称为中医优势病种。作为中医药传承创新发展的重要抓手，中医优势病种一直受到党和国家的高度重视，《中共中央、国务院关于促进中医药传承创新发展的意见》专门部署相关工作，要求用3年左右的时间，筛选50个中医治疗优势病种；《"十四五"中医药发展规划》强调，制定完善并推广实施一批中医优势病种诊疗方案和临床路径，逐步提高重大疑难疾病诊疗能力和疗效水平。

既然中医优势病种如此重要，那么它在中医走向世界过程中扮演着怎样的角色？说明白、讲清楚中医优势病种有什么意义？怎样说明白、讲清楚中医优势病种，这将为世界医学的创新发展做出怎样的贡献？就这些问题，记者专访了中国中医科学院中医脾胃病学专家唐旭东。

中医优势病种是世界认识中医价值的重要载体

记者：您认为中医优势病种在中医走向世界过程中扮演着怎样的角色？

唐旭东：在中国古代，中医是唯一的医学，没有"中医优势病种"之说。后来西医成为世界医学主流，在中医谋求振兴发展的过程中才出现了"中医优势病种"这个概念，即西医治疗不满意或攻关有困难而中医治疗有鲜明特色和突出优势的病种。中医优势病种是让世界认识中医药疗效价值的重要载体。

之所以这样说，是因为目前乃至未来很长

一段时间，西医占据医学主流地位，在其擅长的领域，中医的疗效价值较难凸显，也很难被世界认可。比如，20世纪50～60年代，针对胃溃疡、十二指肠溃疡这类常见疑难病，中医认为病机为脾胃虚寒，用黄芪建中汤效果非常好，也治愈了很多患者。但随着西医抑酸药的迭代更新，尤其是2000年左右推出的质子泵抑制剂（新一代抑酸药），可使十二指肠球部溃疡2周愈合率达到85%，4周愈合率达到100%；感染了幽门螺杆菌的十二指肠球部溃疡的年复发率原本高达80%以上，而西药根除幽门螺杆菌可使其年复发率降至10%以下。于是，西药治溃疡成为临床首选，中医复方疗法则失去了优势，其疗效价值也被掩于尘埃中。

当下的临床现实是，只要西医药有确切疗效，一般首选西医药，但在很多西医攻关有困难的领域，中医药的特色优势仍然展现得淋漓尽致，最鲜活的案例就是近两年席卷全球的新型冠状病毒感染疫情。疫情突发时，面对未知病毒，西医一时间拿不出特效药，也没有针对性疫苗。而中医却从分析患者症状、体征入手，在传统伤寒、温病、疫病理论指导下，以一整套应对举措，与西医一道迅速控制疫情蔓延。中华民族与传染病做斗争的历史已有两千年，留下了《伤寒论》《温病条辨》等若干经典著作，应对突发、未知的传染病可谓中医之所长，这类疾病就属于中医优势病种。凭借在抗疫中的出色表现，中医药受到了全世界极大的关注和认可，这有力证明了中医优势病种是中医振兴发展的突破口，对世界认识中医的价值具有重要意义。

记者：说明白、讲清楚中医优势病种有何重要意义？

唐旭东：文化土壤的不同导致了西医还原论、中医整体观两种思维模式的不同，因此中医能提供与西医常规治疗完全不同的思路方法。中医治疗有特色，但特色不等于优势，特色是事物本身固有的，而优势则是与其他事物相比较而言的。没有特色就没有差异，但要形成真正的比较优势，除特色外，还需要有足够的疗效证据。说明白、讲清楚中医优势病种就是疗效的证明与阐释过程，体现出中医的独特价值，从而启迪世界医学界，使其认识到解决医学难题还有源自中国的另一种智慧。

"说明白、讲清楚"包括两方面的含义：一是运用循证医学的方法证明，中医治疗某种疾病在增强疗效、减轻不良反应等方面优于西医常规治疗；二是通过基础研究、药理学研究，找到中医药的作用机制。譬如 2019 年，我带领团队开展的一项纳入 383 例患者的多中心、随机、阳性药对照的临床试验证明，中成药摩罗丹改善胃癌前病变效果优于西药叶酸且显示良好趋势，这就是运用循证医学的方法证明了中医药治疗的价值。这项研究被欧洲权威指南《胃上皮癌前疾病及病变的管理（MAPS Ⅱ）》引用，意味着中医治疗胃癌前病变的疗效得到了国际医学界的高度重视。

找准中西医契合点，向世界阐明中医脾胃病学

记者：请您以治疗脾胃病为例，谈谈怎样说明白、讲清楚中医药治疗疾病的优势？

唐旭东：脾胃病属于中医特色优势专科，很多类型的脾胃疾病都是中医药优势病种。"脾""胃"本身是中医概念，中医治疗脾胃病也遵循整体观、辨证论治等中医理念，这些理念源于中华传统文化，具有宏观、抽象的特点。而现有的科研方法、工具则源于现代科学，受还原论指导，适宜研究具象问题。"说明白、讲清楚"的最大难题就是如何将中医治病的理念方法以合理的方式置于现代科研模式中，从而运用现代科技手段深入解读其内涵。

我认为解决这个难题的关键是找准中西医的契合点，并从此切入建立既符合中医药特点又能与西医对话的科研模式，必要时还要创造与中医学科配套的新科研方法和工具。

拿脾胃病来说，中医、西医都关注人体消化、吸收这个生理过程，解决的都是这个过程中发生的功能异常或器质病变，这就是中西医的契合点。如何从此切入构建科研模式？我曾主持过一个研究脾虚理论内涵的课题，根据中医理论，脾虚就是脾主运化功能异常，我创立的研究思路是把"脾不运化"分解为"脾不运"和"脾不化"，前者对应上消化道的转运功能异常，选择的代表疾病是功能性消化不良的餐后不适综合征；后者对应下消化道的吸收异常，选择的代表疾病是功能性腹泻，这就为"脾不运化"这个宏观概念找到了具象的临床落脚点。有了具象病证，随机、对照、盲法等循证手段就能有的放矢，探究机制的基础实验也能不断深入，这样建立起来的科研模式既能体现中医诊疗特色，又能充分运用现代科技所长。

这项研究不但通过临床试验证明了健脾治法及经典健脾方剂的疗效优势，还运用代谢组学技术探究到脾虚证患者存在能量代谢途径改变，并明确提出，香砂六君子汤可通过调节内质网－线粒体系统促进胃动力，通过调节机械敏感离子通道改善内脏高敏感；参苓白术散可上调水通道蛋白、调节离子通道水平、上调离子转运所需能量而调节水液吸收等，为"脾主运化""健脾治法"等中医理念注入了新的科学内涵。

除科研构架外，"说明白、讲清楚"还有许多难题亟须解决，比如如何用与单靶点干预配套的西医疗效评价体系来评价中医的整体治疗，有特殊外形和气味的中药汤剂在干预时如何实现盲法，胃黏膜如何定标等。近年来，我们团队针对这些问题进行了一些探索，为行业做出了示范，如参考国际标准、结合中医诊疗特色，创建了包括反流、消化不良、排便状况等6个维度的功能性胃肠病的患者自报告临床结局（PRO）量表，可综合反映消化道的整体临床状况，相关研究成果得到亚太胃肠病学协会的大力肯定；首次研究出含5%原药的中药汤剂安慰剂模拟方法，并首次将其应用于肠易激综合征"病证结合"的疗效评价研究；关于摩罗丹的循证研究首次采用胃黏膜定位标记的活检病理的技术方法。这些都是兼顾中医诊疗特色与国际科研标准而创造出的新科研方法和工具，为说明白、讲清楚中医药疗效优势提供了技术支持。

记者：以上您谈到的科研工作对国际医学界认识、治疗脾胃病有何启示？

唐旭东：最大的启示就是让国际医学界认识到中医整体观、中医复方疗法对消化病治疗的重要价值。

西医认为消化道是分段的，治疗也是分别针对上消化道、下消化道进行的或抑酸或促动力等单靶点干预。这种治疗方式打靶准、见效快，但远期效果往往不佳，有时候还会"摁下葫芦起了瓢"，使各种症状反复。这两年国际权威医学杂志更是相继刊登了中国、韩国学者分别纳入 6 万余例、几十万例患者的队列研究成果——长期使用质子泵抑制剂可使胃癌风险明显增加，这就是过度单靶点治疗破坏内环境带来的不良反应。21 世纪初，西医已经认识到上下消化道之间存在着密切联系，猜想不同节段消化道病症背后可能有共同的机制，但 20 多年来，一直没有找到解决办法。

中医从古至今就将上下消化道看作一个整体，治疗上消化道疾病（反流、胃胀、胃痛等）一定会顾及下消化道（腹泻、便秘等）症状，反之亦然；对令西医头疼的上下消化道症状重叠疾病，中医更是"手拿把掐"。可以说，中医治疗脾胃病走在了世界前列，但由于中西医文化差异造成的"语言障碍"，使国际医学界无法充分认识和理解中医治疗脾胃病的优势。而这些科研工作起到了"翻译作用"，让世界医学界通过切实的科研证据，充分认识到中医整体观的先进性，从一定程度上推动了世界消化学科的进步。

中医优势病种推动中医诊疗思维闪耀于世界医学舞台

记者：您认为中医有哪些优势病种能在世界舞台上彰显中医药价值？它们能为世界医学的创新发展做出怎样的贡献？

唐旭东：涉及多因素的复杂性疾病最有可能助力中医在世界医学界取得更高地位，比如癌症。针对这类病，擅长单靶点治疗的西医调控能力有限，而中医的整体观、辨证论治有很大发挥空间。如中医治胃癌，可从胃癌前病变阶段乃至炎癌转化环节就开始干预，一旦出现癌变风险增高如不完全性肠化生、不确定的异型增生、低级别异型增生等情况，就采用中药复方调理。中药复方既可调节胃内酸碱平衡、保护胃黏膜，又可改善胃动力、平衡肠道菌群，多途径、多靶点改善内环境，能使早期的异型增生组织逆转，从源头上消减患癌风险，这是西药、手术都无可比拟的优势。

此外，还有慢性病、部分免疫性疾病、病毒性疾病等，具体如肠易激综合征、慢性心衰、咳嗽变异性哮喘、过敏性血小板减少性紫癜、湿疹、卵巢功能早衰、过敏性鼻炎、带状疱疹、浆细胞乳腺炎等都属于当前医学难题，也都是中医诊疗思维可能彰显独特价值的领域。

中医药治疗这些疾病的思路方法，有很多已经传承了百年甚至千年，疗效是确切的，但疗效内涵非中医者大多不清，所以"说明白、讲清楚"应成为中医药行业未来的重要发力点。当然，这需要高水平的科研平台和充沛的交叉学科人才做有力后盾。如果中医药治疗优势病种的疗效既经得住循证医学的检验，又能以现代科学语言阐明其机制，那么以还原论为主导的西医诊疗将不再一枝独秀，以整体观、辨证论治为特色的中医诊疗思维、中医复方疗法将在治疗理念上引发一场医学革命。到那时，蕴含中国哲学智慧的中医药学将更加闪耀于世界医学舞台，为人类健康做出更大贡献。

2022 年 7 月 7 日

中医学被科学界称为"第一门研究复杂性的科学"。中医学的价值已超出中医自身，它引领医学和科学向以人为代表的复杂性领域开拓，其科学价值和革命意义将被未来的发展所证实。

中医学原理或为人类新医学主旋律

记者　王青云

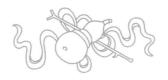

祝世讷　　山东中医药大学原自然辩证法教研室主任，著有《中医学原理探究》。

中医学基本原理是对医学基本问题的中医解答，核心是人的生命及其健康与疾病的特性和规律。

中医学基本原理有哪些？如何从基本原理出发看待中西医学的差异？差异的本质是什么？这些原理对"说明白讲清楚中医药疗效"有什么启示，又会对人类医学发展有怎样的意义？就此，记者采访了山东中医药大学祝世讷。

还原论是中医学与西医学之间的"鸿沟"

记者：您如何看待中医学与西医学的差异？差异的本质是什么？

祝世讷：认识中医学与西医学的差异，需要历史的观点、全局的观点和必要的理论思考。中医学发展已有数千年，西医学自古希腊开始起源和发展，与中医学的差异从希波克拉底时代就开始萌生，经过中世纪的扩大，近代的加深，20 世纪达到了"不可通约"的程度。

中国从 1956 年开始中西医结合研究，后发展为世界性的中西医结合研究。半个多世纪以来，几代人为之付出了艰辛努力，进行了海量的研究，但中西医结合的预期目标远未达到，充分的实践使中西医之间的差异更加明晰。其症结何在？这是一个医学难题，也是整个科学发展面临的现实难题。

我学哲学出身，1978 年调到山东中医药大学，执教研究生的自然辩证法系列公共课，中医学与西医学为何有如此大的差异，其根源和本质是什么？这些问题成为我几十年教学中师生共究的热点和难点。它就像一个巨大的学术旋涡，使人绞尽脑汁也难理清头绪。只有从旋涡中立起身来，站到岸上回头看，才能清醒许多。

中西医学的差异，极像几何学的"欧氏几何"与"非欧几何"，两者都研究空间特性和规律，但"欧氏几何"研究的是曲率为 0 的空间，而两种"非欧几何"分别研究曲率大于 0 和小于 0 的空间，据其不同特性和规律分别认识和总结出不同的公理和定理。空间曲率的 0 与非 0，是欧氏几何与非欧几何差异的根源和本质。中医学与西医学的差异同样如此，根本原因在于二者以不同思路选择研究对象，分别认识和总结了不同的特性和规律。

记者：中西医学的差异主要体现在哪些方面呢？

祝世讷：中西医学的差异主要体现在学术和思想两大层面。

学术层面的差异现实而常见。二者从不同的方向分别认识了人的生命及其健康与疾病的不同特性和规律，形成两种完全不同的学术体系。中医学关注的焦点是人的生命及其正常与失常。而西医学关注的是另一个方向和焦点，即人体及其疾病与防治。

思想层面的差异内在而深刻。二者遵循了两种不同的世界观和方法论，中医学根植于中华思想文化，饱含周易、道家、儒家思想，是以活生生的地球人为样本，形成系统论思维。西医学根植于古希腊的原子论，认为世界的本原是原子，世界万物都由原子组合而成，认为将物质还原为原子，就能揭示和阐明其根源和本质。西医学遵此思维，演变成为"还原论医学"。

中西医学之间的差异，根源和本质就在于西医学遵循的还原论，它是横亘于中医学与西医学之间的"鸿沟"，由此也导致了中医学与西医学一系列基本原理的根本差异。

破解人的复杂性是中医学现代研究的关键

记者：中医学基本原理有哪些？如何从基本原理出发看待中西医学的差异？

祝世讷：中医学基本原理主要有7条，分别是系统思维原理、以人为本原理、超解剖原理、辨证论治原理、生态调理原理、中药方剂原理、阴阳原理。其中的每一条，都从根本上异于西医学，认识到这一点，就可从整体上看清楚中医学与西医学方向相反、视野相左、核心并立、体系隔离的差异性。

中医学原理虽属于医学，但其背后还有更深的科学和哲学原理，重要的有三条：

一是人的生命之道。这是中医学的科学内涵、学术本质，即人的生命特性及其规律。中医学很早就把关注的焦点集中于人的生命，建立起生气、生生之气的概念，认识了"阴阳自和"的自组织规律，认为生命是人的本质，生命健康是医学之本。防治疾病注重"助人生生之气"，因此中医学注重养生，创造了打坐、气功、拳术、膳养、针灸、方药等养生方法。而西医学遵循的"生物医学"，把关注的焦点集中于人体及其器质性病变，其方向悖于中医学中人的生命之道，因此无法与中医学沟通和交融。

二是系统观。从原理来讲，宇宙孕育生命，天生人。中医学认识到这一点，论称"人以天地之气生""人生于地，悬命于天""生气通天"，故对生命的研究，是将其放到孕育和产生它的宇宙（或称天地）中展开的，这就与周易、道家、儒家的世界观高度交融，成为理解人生命的世界观和方法论。人体是世界上最复杂的系统，其复杂性和规律呈现于人的健康和疾病中。中医学以人为本，如实地接触、研究、掌握健康与疾病的各种复杂特性和规律，并将其如实地反映到理论和实践中。目前学界有一种"人的宇宙学原理"研究，探究人类和人的生命产生和发展的宇宙特性和规律，生辰八字和五运六气也涵盖其中。

三是人的复杂性。中医学在西医学的视野之外研究和认识了什么？可用两个字概括——"复杂"。中医学被科学界称为"第一门研究复杂性的科学"。广泛接触、大量认识、紧紧抓住人的复杂性，是中医学特色和优势的深层内涵。中医学认识的"复杂"体现在许多方面，比如中药方剂，中药方剂是中医独创的用药方式，比单味中药多了"复杂性"，方剂的"合群之妙"就妙在把药性和药效复杂化、组织化，以应对病变的复杂性。

19世纪之前的科学尚未发展到能研究世界的复杂性的地步，没有为中医学破解人的复杂性提供理论和方法，使经典中医学对人的复杂性的认识常常"知其然不知其所以然"，人的复杂性成为束缚经典中医学研究和发展的瓶颈。直到20世纪后半叶，复杂性才成为现代科学研究的一个突破方向，被称为"21世纪的科学"的复杂性科学兴起了。此时，破解人的复杂性成为中医学现代研究和突破的关键。

在我国，钱学森倡导的系统科学率先展开了对复杂性的研究，他也最先从系统科学中认识中医，他提出，"中医理论包含了许多系统论的思想，而这是西医的严重缺点""人体科学一定要有系统观，而这就是中医的观点"。

当前，中医学已与系统科学交叉建立起专门研究人的复杂性的现代理论——"中医系统论"，从人的复杂性方向突破经典中医学的发展瓶颈，并力求创新。对中医学原理的深入探究将把中医系统论研究拓展到人类医学领域，并推动人类医学进步。这一过程中将遇到两重困难：一是会不自觉地陷入经典中医学对人的复杂性认识的局限中；二是西医学还原论思维的阻碍和干扰。但人的复杂性客观存在，医学必定要对其进行研究，中医系统论和系统中医学已经开辟了研究道路，医学的真理追求者终究要突破人的复杂性，把人类医学发展到新的阶段和水平。

记者：如何从中医学角度看待"说明白讲清楚中医药疗效"这一命题？中医学原理对这一命题有什么启示？

祝世讷："说明白讲清楚中医药疗效"这一命题，抓住了中医学研究和发展的深刻矛盾。矛盾在于，中医药的疗效真实可靠，证明了中医学的科学性，即中医学能够正确认识和驾驭疾病的防治规律。但由于现在对中医学的有限认知，无法透彻地揭示其原理，我们还处于"知其然不知其所以然"的认识水平。

其实，对于"说明白讲清楚中医药疗效"，经典中医学已有回答，但有局限性。经典中医学是指发展到 1840 年的中医学。"说明白、讲清楚"是经典中医学回答了几千年的老问题。各代人有各代人的探究和回答，并且经过了实践检验，成为经典中医学的重要内容，它基于并包含着各种"不知其所以然"的认识。

中医学要根本性地"说明白、讲清楚"，必须坚决突破经典中医学的局限性，大力发展包括实验在内的中医学现代研究。发展应抓住三点：一是经典中医学的现代理论研究。经典中医学中"不知其所以然"的部分是需要"说明白、讲清楚"的"题根"，其答案需要"从人身上找出来并从人身上予以阐明"。二是开展中医学的现代实验研究。医学的发展必定要走实验研究的道路，必须冲破"从临床到临床"的认识局限，这是解决"不知其所以然""从人身上找出来并从人身上予以阐明"的唯一实践途径。三是要有国家战略和布局。中医学如何突破和创新？应把中医学复兴作为中华文明复兴的战略项目，列为国家规划，进行顶层设计，有计划、有组织、有要求地进行。但不能仅限于数量上的扩张，关键是强化中医学现代科研，强化多学科交叉，集中力量有计划地攻关。

中西医学"同手"共进，实现人类医学大同

记者：中西医学在原理上具有如此根本性的差异，那中西医该如何携手为人类健康造福？

祝世讷：科学无国界，医学更如此。医学学术进展需要交流沟通，中医学是个开放系统，向来主张内外交流，在走出去的同时兼收并蓄。从中华人民共和国成立之初的中西医结合研究，到如今的中西医协同抗疫，中医学一直在探索中西汇通的道路。

造福人类健康是医学界的共同目标，中医学在实现这一目标的过程中必然会与西医学碰撞出"火花"。二者怎样"携手"？这既涉及医者的态度问题，又包含医学的规律问题，其中更值得研究的是规律问题。中西医携手从历史经验，特别是半个多世纪的中西医结合研究实践来看，存在"一条鸿沟"，有"两条可行道路"。

"一条鸿沟"，是指中西医之间的思维差

异。中医学遵循系统论思维，西医学遵循还原论思维，由此造成两种医学的基本原理"不可通约"。

所谓两条可行道路，是指中西医共同造福人类健康的途径或方式有两种。

第一种：在中西医两种原理"不可通约"的情况下，进行"AA 制"式双轨配合诊治，即"两种原理相悖，两种诊断互参，两种治法兼用，两种药物并投，两种疗效互补"。其本质是中西医双轨搭配诊治，但常被人误称为中西医结合。

第二种：西医学将还原论思维与系统论思维相结合，由此填平中西医之间的鸿沟，通过思维方式的统一实现两种医学原理的统一，这样，中西医内在统一由"携手"进步为"同手"，以更高的水平和效率造福人类健康。

其实，中医学实现复兴，在世界立足，更高更远的目的是推进和实现人类的医学大同。这不仅仅是中西医结合，还是更深层的人类医学精华的集中和发展，这便是人类文明的健康智慧。这个过程恐怕需要相当长的时间。

对于医学的未来发展，我非常认同钱学森的论断："说透了，医学的前途在于中医现代化，而不在什么其他途径……西医也要走到中医的道路上来。"他还说："中医的理论和实践，我们真正理解了、总结了以后，要改造现在的科学技术，要引起科学革命。"

可以说，中医学原理或将成为人类新医学的主旋律。中医学正在引领医学和科学向以人为代表的复杂性领域开拓，其科学价值和革命意义将被未来的发展所证实。

2022 年 7 月 18 日

新型冠状病毒感染疫情发生以来，张忠德12次率队奔赴各地抗疫，在与西医协同抗疫和深入磨合中，他对中医药疗效更加肯定，也对为何要说明白、讲清楚中医药疗效体会尤深。

中西医融合，构建人类完美医学

记者　徐婧

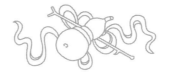

张忠德　全国名中医，广州中医药大学副校长、广东省中医院（广州中医药大学第二附属医院）院长。

香港暴发第五波新型冠状病毒感染疫情后，中央援港医疗队分批陆续奔赴香港援助抗疫。2022年3月，第十二次出征抗疫的张忠德作为中央援港抗疫中医专家组副组长赴港。在港期间，张忠德全面负责中医药参与新型冠状病毒感染救治工作。他积累了哪些经验？对于中西医结合治疗新型冠状病毒感染患者，他有哪些体悟？为此，记者专访了张忠德。

援港抗疫，中医取得"六个突破"

记者：香港抗疫中，有什么中西医协同、中西医结合治疗新型冠状病毒感染患者的案例令您印象深刻？

张忠德：此次在香港支援抗疫过程中，中医药广泛使用，形成了多个突破，全面推动了香港中医药的发展。截至今年5月4日亚洲国际博览馆（亚博馆）新冠治疗中心闭馆，累计中医诊查患者1112人，开展中医治疗337人。

突破一：行医资质——取得"荣誉员工"身份，内地中医人首次在香港"红区"开展工作。

突破二：队伍组建及工作模式——中西医共同组建队伍、共同排班、共同查房、共同收治病人、共同制定诊疗方案，发挥"1+1＞2"的效果。

突破三：中医药救治方案——扩大中医药使用范围，修订和完善中医诊疗方案，提升中医治疗率，提高临床疗效。

突破四：群体辨证处方——实施一人一方、一人一策的诊疗模式，减少重症，减少死亡。

突破五：中医药参与危重症救治——组建中医重症专家队伍，参与新型冠状病毒感染危重症救治。

突破六：香港中医医师进入住院"红区"——带领香港中医医师首次进入"红区"参与住院新型冠状病毒感染患者的诊治。

香港医疗服务体系以西医为主，相关制度法规规定中医师不能使用西药、不能参与公立医院住院患者的诊疗，因此在香港抗疫过程中，中医药的使用受到了一定限制，特别是在重症、危重症患者的救治中，中医药尚无法参与。医疗队抵港后，积极推动中医药参与新型冠状病毒感染患者的救治，组建了中医重症会诊专家队伍，有序开展相关工作。并结合香港的气候、人群特征，协助香港修订及完善中医诊疗方案，扩大中医药使用范围，提升中医治疗率，提高临床疗效。所有收治病例均按照新中医诊疗方案救治，实现中医药救治的同质化，中医治疗率逐步提升到近80%。经过临床观察，中医药对咳嗽、咽干、乏力、纳差、便秘等主要症状有显著的改善作用，同时可促进核酸转阴，有效阻断重症转化，促进器官功能恢复。

4 月 20 日，医疗队在香港新型冠状病毒感染定点收治医院——伊丽莎白医院的深切治疗部对新型冠状病毒感染危重症患者进行中医会诊，提出在西医治疗的基础上，配合中药汤剂内服、针灸等中医治法，以促进患者呼吸功能、胃肠功能恢复，使其尽快脱离呼吸机。经过 10 天的中西医结合治疗，患者的精神状态显著改善，痰液减少，呼吸功能和胃肠功能慢慢恢复，病情逐步好转，且未出现不良反应。伊丽莎白医院也提出，这种会诊病例和诊疗模式，可作为香港中医参与住院病人诊疗的一个范例，以指导香港今后中医参与住院病人的诊疗。这说明，当看到临床疗效后，西医同行会主动地与中医商量，一起探讨治疗方案等。

记者：援港抗疫中，中西医协同对您有什么启示？

张忠德：正如我前面所讲，此次援港抗疫取得的多项突破中，有两个突破就是中西医协同抗疫。第一个是中西医共同组建队伍、共同排班、共同查房、共同收治病人、共同制定诊疗方案。第二个是我们组建的中医重症专家队伍协同香港的西医同行救治新型冠状病毒感染危重症患者。

抵达香港后，医疗队第一时间到亚博馆新冠治疗中心查房，了解患者的核心病机，包括疾病的发生、发展、变化及结局的机理等，并根据以往在内地抗疫的临床经验和治疗实践，完善补充了香港当地的中医治疗方案。这一方案应用到临床后，在改善轻症患者症状、减少重症发病率，以及促进重症患者的器官功能恢复、加快肺部炎症吸收等方面起到了非常好的效果。同时，我们和香港的中西医专家一起调整、商量、制定整体的治疗方案。

实践经验证明，中西医结合，也就是我们的"中国方案"，是非常有效的治疗方案。面对威胁人民群众健康的病毒，中西医唯有携手，发挥各自的优势，才能更加有效地为患者制定治疗方案。因此，中西医应该打破壁垒界限，融合各自的优势，共同促进发展。

中西医协同，发挥"1+1>2"的效果

记者：您认为，中西医协同是否是当今最佳医学模式？为什么？

张忠德：中医、西医是两种不同的医学体系，但根本目的都是治病救人。中医药是老祖宗留给我们的瑰宝，在几千年的历史长河中为中华民族的繁衍昌盛做出了重要贡献，维护着

中华民族的健康。西医学传入中国后，我国的医疗体制得到进一步健全。在中国，老百姓可以享受到中医、西医两种医学的健康保障。但我们也要认识到，无论是中医还是西医，都有自己的不足之处。这就需要我们融合中西医各自的优势，为人民群众提供最佳的诊疗方案。正如广东省中医院提出的"中西医融合，构建人类完美医学"，医学的最终目标是维护人类健康。

早在2003年抗击"非典"（传染性非典型肺炎）期间，广东省中医院便通过中西医结合治疗方案救治"非典"患者。世界卫生组织专家来广东考察期间，到广东省中医院二沙岛医院调研考察，在听取了医院通过中西医结合治疗"非典"的总结汇报后，给出了很高的评价：中西医结合治疗退热时间短、住院天数短、退热不反复。2020年新型冠状病毒感染疫情发生后，我作为国家中医医疗救治专家组专家先后出征12次指导疫情防控。在2年多的实践中，我们通过中医、中西医结合的治疗方案，中西医的高度融合，使治疗效果最大化，发挥了1+1＞2的效果，实现"减少重症、减少死亡、减少感染"的三减目标。印象比较深刻的是在云南瑞丽支援期间，一名怀有三胞胎的女士感染新型冠状病毒，当时这位女士腹中胎儿已经28周，正处于妊娠晚期的她，病情从轻型进展到普通型，并且存在不断向重型和危重型发展的趋势。为了抢救孕妇，保住三个即将诞生的生命，多位专家联合会诊，成立孕产妇多学科联合诊疗专班，制定精细的诊疗方案，调配最好的设备、仪器和药物救治患者。经过中西医专家的共同努力，该名孕妇转危为安，顺利诞下三胞胎。

记者：说明白、讲清楚中医药疗效对促进中西医协同有何意义？

张忠德：中医药学是中华民族在几千年与疾病做斗争的过程中形成的临床实践医学。中医能治好病，而且在维护人民群众全周期生命健康方面发挥了重要作用。我国历代医家在继承中医系统理论的基础上不断创新，著书立说，像《黄帝内经》《伤寒论》《神农本草经》《难经》等经典，为我们后人留下了宝贵的财富。中医治病，讲究平衡，强调"三因制宜"，即因人而异、因时而异、因地而异，需要辨证分析个体的情况，对症开方，有一套完整的独特的理论体系。

在抗击新型冠状病毒感染的过程中，中医药起到了重要的作用，效果非常显著。如何说明白、讲清楚中医药的疗效？我告诉团队，边救治、边总结、边提高。

广东省中医院历来重视通过科技创新推动医院高质量发展，这些年打下了很好的科研根基。因此，在新型冠状病毒感染患者治疗的过程中，我们通过相应的临床观察，有效地总结新型冠状病毒感染患者的病因病机，辨证论治，取得显著效果。通过科学研究，我作为主要执笔者参与制定了第三至第九版的"国家新型冠状病毒肺炎诊疗方案"和《中医药临床科研应急攻关工作指引》等。

2022年2月28日至3月2日，世界卫生组织专门派出23名专家考察调研中医药抗击新型冠状病毒感染疫情的情况，我全程参与。经过为期3天的考核、答辩，最后专家得出结论：中医药安全有效，而且鼓励世界卫生组织成员国考虑中国中西医结合模式（整合医学模式）救治新型冠状病毒感染患者。所以说明白、讲清楚中医药的疗效，不仅对推动中医药的高质量发展起到重要作用，有效引导更多的人学中医、爱中医、用中医，而且对中医药走向世界，让世界人民看到中国瑰宝的魅力，提高国家文化软实力，坚定文化自信，起到很大的推动作用。

汲取现代文明成果，助力说明白、讲清楚

记者：目前在说明白、讲清楚中医药疗效方面，还有哪些困难和瓶颈？

张忠德：说明白、讲清楚中医药疗效，首先需要一批高水平的科学研究人才。人才是创新发展的第一资源。目前，中医药事业要走向世界，向世人说明白、讲清楚中医药的临床疗效，就需要一批高水平的科研人才队伍。这一批优秀的人才既要传承中医药学的精华，懂得运用中医思维解决临床问题，又要汲取现代人类文明的优秀成果，用大家能接受的表达形式，通过科学、严谨的方法、手段，把中医的核心要点和疗效成果一一讲明白。相比 2003 年的"非典"，目前我们中医院的人才队伍得到了很大提升，不仅能使用中西医两种手段开展医疗救治，而且懂科研、懂外语、会设计、有思路、有热情。他们基于临床问题，开展临床研究和基础研究，利用现代科技解析中医药的疗效。抗疫临床救治一线也变成了科研攻关的主战场。

其次，研究条件限制了中医药疗效和科研攻关的深入。如没有专门的中医传染病医院，较多中医院没有负压病房。基础研究方面，全国中医科研机构没有一家拥有生物安全防护三

级实验室，无法进行中医药对活病毒的体内外实验。

最后，国外期刊、学术机构对中医存在一定的偏见，不愿意接受中医类研究的论文和研究成果，认为中药复方成分复杂、机制不清，即使临床效果很好也难以在高水平期刊上发表论文，限制了中医药的对外传播和国际学术影响力。

记者：中医人应该从哪些方面发力，说明白、讲清楚中医药疗效？

张忠德：随着科学技术的高速发展，人类文明的不断进步，高精尖的科技成果不断涌现，中医人也应该成为新时代科技浪潮中的弄潮儿。对于我们中医人来说，要不断汲取现代文明的一切有用成果，在传承好的基础上，持续创新发展，使现代先进的科技文明成果为我们所用，用循证的方法评价中医疗效，用现代科学技术阐释中医作用原理，把中医药的疗效说明白、讲清楚，推动中医药的高质量发展，推动中医药走向世界，为维护人类的健康做出贡献。

2022 年 10 月 31 日